The World of 5G

U0263985

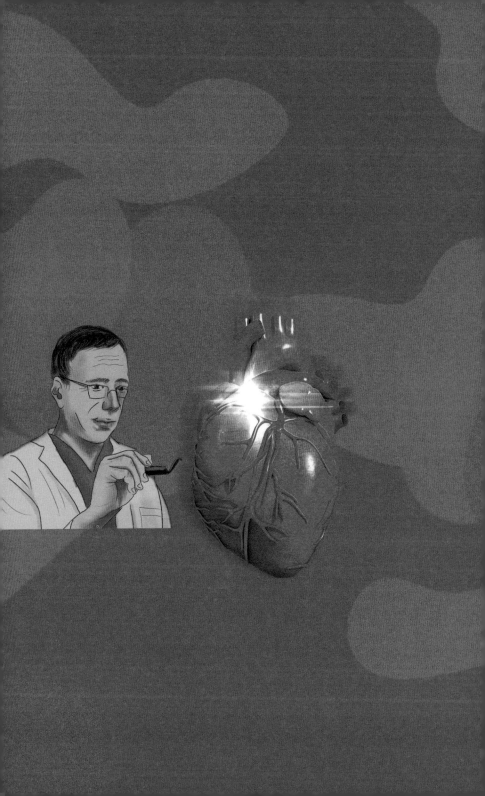

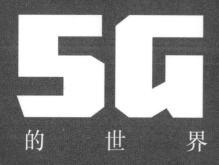

The World of 5G
Intelligent Medical

总顾问 / 邬贺铨　总主编 / 薛泉

5G 的世界

智慧医疗

黄文华　林海滨　主编

SPM 南方出版传媒
广东科技出版社 | 全国优秀出版社
·广州·

图书在版编目（CIP）数据

智慧医疗 / 黄文华，林海滨主编. —广州：广东科技出版社，2020.8
（5G的世界 / 薛泉总主编）
ISBN 978-7-5359-7523-2

Ⅰ.①智… Ⅱ.①黄…②林… Ⅲ.①无线通信—移动通信—通信技术—应用—医疗卫生服务 Ⅳ.①R199-39

中国版本图书馆CIP数据核字（2020）第122899号

The World of 5G
Intelligent Medical

出 版 人：朱文清
项目策划：严奉强　刘　耕
项目统筹：刘锦业　湛正文
责任编辑：湛正文
封面设计：彭　力
责任校对：陈　静
责任印制：彭海波
出版发行：广东科技出版社
　　　　　（广州市环市东路水荫路11号　邮政编码：510075）
销售热线：020-37592148 / 37607413
http://www.gdstp.com.cn
E-mail：gdkjzbb@gdstp.com.cn（编务室）
经　　销：广东新华发行集团股份有限公司
排　　版：创溢文化
印　　刷：广州市岭美文化科技有限公司
　　　　　（广州市荔湾区花地大道南海南工商贸易区A幢　邮政编码：510385）
规　　格：889mm×1 194mm　1/32　印张4.25　字数85千
版　　次：2020年8月第1版
　　　　　2020年8月第1次印刷
定　　价：29.80元

"5G的世界" 丛书编委会

总 顾 问：邬贺铨

总 主 编：薛 泉

副总主编：车文荃

执行主编：周 善

委 员（按姓氏笔画顺序排列）：

　　　　　王鹏亮　朱文清　刘 欢　严奉强

　　　　　吴 伟　宋国立　陈 曦　林海滨

　　　　　徐志强　郭继舜　黄文华　黄 辰

《5G的世界 智慧医疗》

主 编：黄文华　林海滨

副 主 编：刘 欢　宋国立　刘锦业

编 委：郑 锋　陈宣煌　武艳娇　利时雨

　　　　谭晋川　娜飞沙·斯马义　刘钱珍

　　　　王子涵　王杰杰　付博文　胡澜澜

　　　　林东鑫　曾冠杰

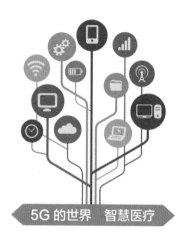

5G 的世界　智慧医疗

5G赋能社会飞速发展

　　5G是近年来全球媒体出现频次最高的词汇之一。5G之所以如此引人注目，是因为无论从通信技术本身还是从由此可能引发的行业变革来看，它都承载了人们极大的期望。回顾人类社会的发展历程，技术变革无疑是最大的推手之一。前两次工业革命，分别以蒸汽机和电力的发明为主要标志，其特征分别是机械化和电气化。当历史的车轮驶入21世纪，具有智能化特征的新一轮产业革命呼之欲出，它对人类文明和经济发展的影响将不亚于前两次工业革命。那么，它的推手又是什么呢？相比前两次工业革命，推动新一轮产业革命的不再是单一的技术，而是多种技术的融合。其中，移动通信、互联网、人工智能和生物技术，是具有决定性影响的元素。

　　作为当代移动通信技术制高点的5G，它是赋能上述其他几项关键技术的重要引擎。同时我们也可以看到，5G出现在互联网发展最需要新动能的时候。在经历了几乎是线性的快速增长之后，中国互联网用户数增长速度在下降，移动电话用户普及率接近天花板。社会生活的快节奏激活了网民对短、平、快新业态的追求，提速降费减轻了宽带上网的资费压力，短视频、小程序风生水起……但这些还是很难担当起互联网新业态的大任。互联网的下一步发展需要新动能、新模式来破解这个难题。被看作互联网下半场的工业互联网刚刚起步，其新动能还难以弥补消费互联网动能的不足。目前正是互联网发展新旧动能的接续期，在消费互联网需要深化、工业互联网正在起步的时候，5G的出现正当其时。

5G是最新一代蜂窝移动通信技术，特点是高速率、低时延、广连接、高可靠。和4G相比，5G峰值速率提高了30倍，用户体验速率提高了10倍，频谱效率提升了3倍，移动性能支持时速500km的高铁，无线接口时延减少了90%，连接密度提高了10倍，能效和流量密度均提高了100倍，能支持移动互联网和产业互联网的诸多应用。相比前四代移动通信技术，5G最重要的变化是从面向个人扩展到面向产业，为新一轮产业革命需要的万物互联提供不可或缺的高速、巨量和低时延连接。因此，5G不仅仅是单纯的通信技术，更是一种重要的"基础设施"。

在全社会都在谈论5G、期待5G的大背景下，广东科技出版社牵头组织了这套丛书的编撰发行，面向社会普及5G知识，以提高国民科学素养，适逢其时，也颇有文化传承担当。与市面上已经出版的众多关于5G的书籍相比，这套丛书具有突出的特色。首先，总主编薛泉教授是毫米波与太赫兹领域的专家，近年来一直聚焦5G前沿核心技术的研究，由他主导本丛书的编撰并由其团队负责《5G的世界 万物互联》这一分册的撰写，可以很好地把握5G技术的科普呈现方式。另外，丛书聚焦5G在垂直行业的融合应用，正好契合社会对5G的关切热点。编撰团队包括华南理工大学广东省毫米波与太赫兹重点实验室、广州汽车集团股份有限公司汽车工程研究院、南方医科大学、广州瀚信通信科技股份有限公司、创维集团有限公司等的行业专家，由他们分别主编相应的分册。这套丛书不仅切中行业当前的痛点，而且对5G赋能行业的未来也有恰如其分的畅想，对于期待新技术赋能实现新一轮产业变革的社会大众，将是不可多得的科普书籍。本套丛书首期发行5个分册。

难能可贵的是，本丛书在聚焦5G与其他技术融合为垂直行业带来巨变的同时，也探讨了技术进步可能为人类带来的负面作用。在科学技术的进步过程中，对人性、伦理、道德、法律等的坚守必不可少。在加速推进科技发展的同时，人类的人性主导和思考能力不能缺席，"安全阀"和"刹车"的设置不可或缺。我们需要认清科技的"双刃剑"作用，以便更好地扬长避短，化被动为主动。

5G已经呼啸而来，其对人类社会发展的影响将不可估量。让我们一起努力，一起期待。

（中国工程院院士）

2020年5月

5G是垂直行业升级发展的引擎

众所周知，我们正在逐步迈向一个数字化的时代，很多行业和技术都将围绕数据链条来展开。在这个链条当中，移动通信技术发挥的主要作用就是数据传输。如果没有高速率通信技术的支撑，需要高清视频、多设备接入和多人实时的双向互动等性能的应用就很难实现。5G作为最新一代蜂窝移动通信技术，具备高速率、低时延、广连接、高可靠的特点。

2020年是5G商用元年，预计到2035年左右5G的使用将达到高峰。5G将主要应用于以下7大领域：智能制造、智慧城市、智能电网、智能办公、智慧安保、远程医疗与保健、商业零售。在这7大领域中，预计有接近50%的5G组件将被应用到智能制造，有接近18.7%将被应用到智慧城市建设。

5G的重要性，不仅体现在对智能制造等行业升级换代的极大推动，还体现在和人工智能的下一步发展也有直接的关联。人工智能的发展，需要大量的用户案例和数据，5G物联网能够提供学习的数据量是4G根本无法比拟的。因此，5G物联网的发达，对人工智能的发展具有十分重要的推动作用。依托5G可推进诸多垂直行业的升级换代，也正因为如此，5G的领先发展，成为推动国家科技和经济发展的重要引擎，也成为中美在科技领域争夺的焦点。

在这样一个大背景下，广东科技出版社牵头组织"5G

的世界"系列图书的编写发行，聚焦5G在诸多行业的融合应用及赋能，包括制造、医疗、交通、家居、金融、教育行业等。一方面，这是一项很有魄力和文化担当的举措，可以向民众普及5G的知识，提升国民科学素养；另一方面，对于希望了解5G技术与行业融合发展趋势的业界人士，本丛书也极具参考价值。

这套丛书由华南理工大学广东省毫米波与太赫兹重点实验室主任薛泉教授担任总主编。薛泉教授作为毫米波与太赫兹技术领域的专家，既能把控丛书的科普特色，又能够确保将技术特色准确而自然地融汇到各分册之中。这套丛书计划分步出版发行，首发5个分册，包括《5G的世界　万物互联》《5G的世界　智能制造》《5G的世界　智慧医疗》《5G的世界　智慧交通》和《5G的世界　智能家居》。这套丛书的编撰团队颇具实力，除《5G的世界　万物互联》由华南理工大学广东省毫米波与太赫兹重点实验室技术团队撰写之外，其余4个分册由相关行业专家主笔。其中，《5G的世界　智能制造》由广州汽车集团股份有限公司汽车工程研究院的专家撰写，《5G的世界　智慧医疗》由南方医科大学的专家撰写，《5G的世界　智慧交通》由广州瀚信通信科技股份有限公司撰写，《5G的世界　智能家居》由创维集团有限公司撰写。这种跨行业组合而成的撰写团队，具有很强的互补性和专业系统性。一方面，技术专家可以全面把握移动通信技术演变及5G关键技术的内容；另一方面，行业专家又能够准确把脉行业痛点、分析各行业与5G融合的利好与挑战，围绕中心切中肯綮，并提供真实生动的案例，为业界同行提供很好的参考。

这套丛书的新颖之处，除了生动描述5G技术与行业融合可能带来的巨大变化之外，对于科技的高歌猛进可能给人类带来的负面影响也进行了探讨。在高科技飞速发展的今天，人性、伦理、思想不应该缺席，需要对技术进行符合科学和伦理的利用，同时设置必不可少的"缓冲垫"和"安全阀"。

（中国科学院院士）

2020年7月

目录

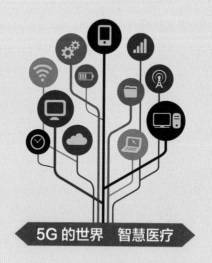

5G 的世界　智慧医疗

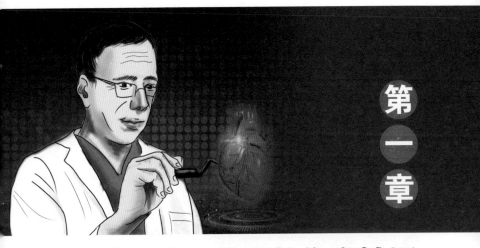

第一章

智慧医疗：救死扶伤有神通

一、传统就医路上小"荆棘"

改革开放以来，我国的社会经济发展取得了举世瞩目的成就，医疗卫生产业也迈上了新的台阶。物质条件高度发达，人民的生活水平在不断提高，卫生健康意识也在不断加强，但社会现有公共卫生服务的数量和质量难以满足人民群众的总体需求。医疗资源配置不合理，优质医疗资源集中在大城市和大医院，基层医疗水平偏低等现状，使得"看病难、看病贵"的社会问题凸显。

（一）部分患者就医困难

俗话说："人吃五谷杂粮，难保不生病。"切实解决群众"看病难、看病贵"的问题需要充分考虑其成因。"看病难"的核心问题是供需矛盾，我国不得不面对的现实是医疗卫生资源总量不足、结构不合理。当然，"看病难"也不能一概而论，"难"主要体现为在北上广等大城市的知名大学的附属医院看病很难上（图1-1）。

凌晨4点，北京某医院门外，已经有1 000余人排起了等待挂号的队伍，很多人从夜里12点便开始排队。流感高发季节，天津某医院内有很多家长坐在小马扎上等待发号，尽管门诊要到下午4点半才会放号，但有家长从中午12点便到医院排队等待。发生在北京某医院和天津某医院的场景仅仅是所有大城市三甲医院的缩影，"排队3小时，看病3分钟""看病挂号难、住院难"令所有患者和患者家属苦不堪言。

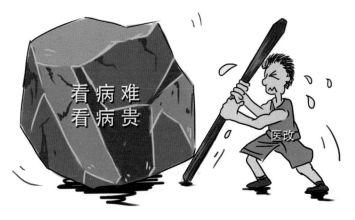

图1-1 "看病难"与"看病贵"

　　知名大医院"一号难求"（图1-2）和名声在外的专家号"千金难求"已经成为社会的普遍现象，随之而来的"号贩子""黄牛党"更是加大了患者就医的难度，政府、医院、患者与"号贩子""黄牛党"之间的博弈，每天都在各大医院重复上演（图1-3）。

图1-2 一号难求

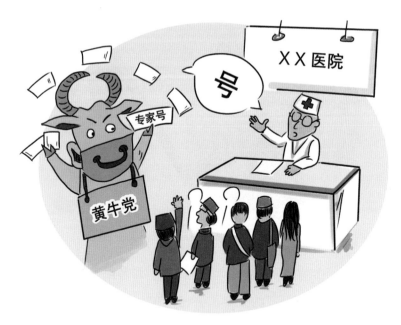

图1-3　黄牛党扰乱号源

　　"看病难"，难在如何选择正确的医院看病，难在看病时间成本大。大型综合性医院科室众多，检查项目繁多，检查地点分散，老百姓进了医院也是晕头转向，花了时间和精力却找不到合适的就医道路。相关媒体调查结果显示，中国患者赴医院平均就诊时长约3个小时，其中挂号、缴费、等待接诊、检查排队的时间占75%以上。面诊时，患者与接诊医生沟通的平均时间不足10分钟（图1-4）。

　　人口老龄化，疾病谱慢性化，增加了医治的难度和成本。根据联合国的规定一个国家或地区60岁以上人口达到总人口的10%，即视为进入老龄化社会的标准，2000年我国第五次人口普查结果显示，我国60岁以上人口为1.3亿，占总人口的10.2%，这说明我国已经进入老龄化社会。老年人的平均患病率和患病时间是一般人的2～3倍。我国老年人占用了约80%的医疗卫生资源，其中的80%用于老年急危重症病人。而老年人看病难主要难在行动不便、就医路途遥远、手续复杂等方面。

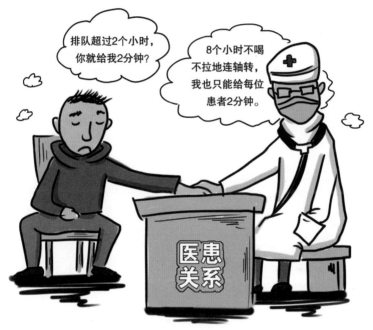

图1-4 医患关系紧张

（二）医疗资源分配不均

医疗卫生机构是医疗服务产业的主体，我国的医疗卫生机构分为三类：医院、社区卫生服务中心和乡镇卫生院。三类医疗卫生机构数量逐年稳中有增，2018年全国医疗卫生机构总量突破100万大关。即便如此，在人口老龄化加剧的社会背景下，与社会经济发展和人民群众日益增长的医疗服务需求相比，我国医疗卫生资源总量仍严重不足（图1-5）。

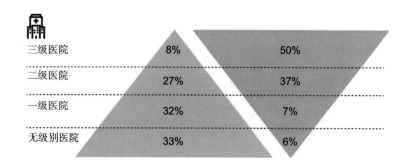

三级医院	8%	50%
二级医院	27%	37%
一级医院	32%	7%
无级别医院	33%	6%

■ 各级别医院数量占医院　　　　■ 每年各级别医院门诊次数占医院
　总数的百分比　　　　　　　　　　门诊总次数的百分比

图1-5　医疗资源分配失衡

　　我国人口占世界人口的22%，而医疗资源仅占世界医疗资源的2%，平均1名医生要服务1 000位患者。以北京协和医院与美国梅奥诊所对比为例，北京协和医院员工总数为4 000余人，每年接诊量约为226万人次。梅奥诊所员工总数为60 000余人，是协和医院的15倍，每年接诊量约116万人次，仅为北京协和医院的一半。

　　医疗资源总量不足、分布失衡（图1-6），医护人员缺口大，卫生发展落后于经济发展是我国目前医疗卫生事业发展的主要问题。我国约80%的医疗资源都集中在城市，城市医疗资源中又有约80%集中在大医院，广大农村及偏远地区缺医少药现象突出，城乡居民患者就诊往往需要长途奔波，采取异地就医、向上级医院集中的策略。城市中心区域医院医疗资源被小病、常见病患者牢牢占据，人满为患，这也是造成"看病难、看病贵"及等候时间长的主要原因。

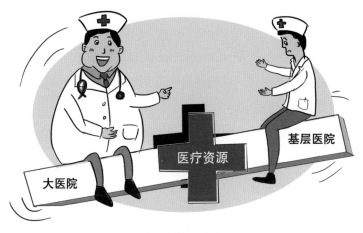

图1-6 医疗资源分配不均

改善医疗卫生系统，特别是改善医疗服务覆盖范围，是我国政府"十三五"规划的重中之重。医疗卫生系统失衡以及人口老龄化带来的社会问题可以通过科技手段来解决，以数字医学为代表的科技型医疗方案是缓解"看病难"问题最具可行性的方法。从2018年4月出台的《国务院办公厅关于促进"互联网＋医疗健康"发展的意见》可以看出国家对远程医疗事业的重视。美国未来学家阿尔文·托夫勒就曾预言："未来医疗活动中，医生将面对计算机，根据屏幕显示的从远方传来的病人的各种信息对病人进行诊断和治疗。"当前这种预言正在一步步成为现实。

（三）线上线下难以闭环

随着中国移动通信及互联网＋的不断发展，互联网医疗应运而生，其包括了以互联网为载体的健康教育、医疗数据查询、在线疾病咨询、远程会诊、远程治疗和康复等多种形式的医疗健康管理服务。以美国为首的发达国家的互联网医疗发展已经比较成熟，近几年我国互联网医疗也有一定的发展。互联网医疗类App，即基于移动终端的医疗应用软件如雨后春笋般涌现出来，为百姓提供寻医问药、预约挂号、信息查询等服务。据艾瑞研究报告统计，国内的移动医疗App已经达到2 000多种。

虽然互联网医疗发展已取得初步成效，但必须清醒地认识到互联网医疗发展还存在信息互联互通、资源共享尚不能实现等硬件与软件不足的问题。互联网医疗不是无源之水，无本之木，患者健康的改善仍然需要结合线下实体医院的进一步诊断和治疗。因为互联网医疗并没有增加医疗资源，只是通过互联网的优化和集成作用整合利用现有医疗资源，提高医疗资源利用效率，缓解医疗资源分布不均的问题。从目前的运营来看，互联网医疗服务大多停留在患者线上咨询意愿上，很少拓展到线下就诊意愿，表现为患者通过平台进行线上咨询，获取针对性治疗方案，再到线下实体医院接受治疗。

互联网医疗服务的真正目标应该是构建线上线下一体化的综合健康服务平台，为公众提供全方位、全流程的自主健康综合服务，服务对象不仅是患者及其家属，还包括医生、护士、医院和政府。综合健康服务平台既可以帮助患者解决信息不畅的问题，为他们提供医院及专家的特色和水平的相关信息，也可以为医生、护士提供网上工作室进行多点执业。遗憾的是，目前互联网医疗线上与线下的结合并未做得很好，线上线下无法实现闭环。

如何完成"线上"与"线下"的闭合循环，是互联网医疗的瓶颈问题。移动互联、纳米技术、传感技术等科技的发展使得医疗的时空限制逐渐被打破。但医生始终是诊疗体系的核心，一方面，医生们往往只能受雇于一家医院，备受医院管理体制的限制；另一方面，大医院的专家们面对潮水般涌来的患者疲于奔命、应接不暇，既没有线上诊疗的时间，也没有线上诊疗的动力。互联网医疗企业如何与医生形成利益共同体，如何解决医生资源的合理配置，将决定产业的发展方向。

（四）医患沟通协同不畅

医患沟通是医疗服务中非常重要的一环，与医疗服务质量息息相关。社会在进步，卫生法制建设在不断完善，人们生活水平越来越高的同时，维权意识也日渐增强，患者对医疗服务质量的要求也日益提高，提升医患沟通效果对完善医疗质量管理与控制体系至关重要。

医患关系紧张、医疗纠纷增加，约70%是由于医患沟通不畅导致的（图1-7）。医患沟通是指医生/医院与患者/患者家属之间的沟通，主要目的是医患合作，共同战胜伤病，患者治愈，恢复健康。医患沟通就是医患分享利益，共同发展。

中国工程院院士钟南山认为："看病不是买东西，看病非常重要的就是医生跟患者的沟通，沟通得越少问题就会出得越大。"

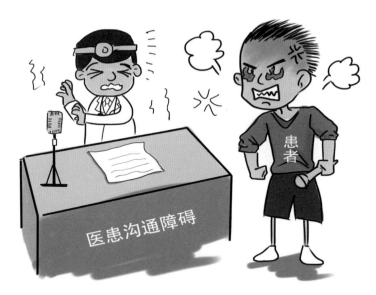

图1-7 医患沟通障碍

医患沟通不畅主要有几个方面的原因：①医务人员观念滞后，服务言行不规范。②医务人员沟通态度生硬，沟通次数少，重视程度不足，沟通缺乏手段。③医务人员缺乏对特殊人群关注的敏感度，主动防范意识不足，问题发生后应对方式欠妥。④医疗资源有限且分布不均，医护人员和病床位严重不足，沟通的时间和空间有限。⑤患者对医务人员和医疗行业有不信任的情绪。⑥患者及其家属在患者患病期间心理变化较大，对医疗服务的期望值过高而医学常识相对缺乏，一旦得不到满足，就容易产生不满情绪。⑦部分患者素质差，在就医过程中故意制造事端，激起医患矛盾，达到恶意拖欠或逃避医疗费用的目的，甚至讹诈医方，以获取不正当利益。

良好的医患沟通，可以促进医患关系良好发展，这需要社会、医方和患者的共同配合和努力。新医改给医患双方都带来了新的认知和新的思维，对医务工作也提出了新的要求。利用互联网等高科技，能使医务工作效率提高，最大限度地发挥有限的医疗资源的功效，从而缓和医患矛盾。

医学之父希波克拉底曾说："了解什么样的人得了病，比了解一个人得了什么病更重要。"因此，需要构建大沟通机制——将医患沟通融入医疗文化、管理制度、队伍培训中；营造大沟通格局——沟通对象涵盖历史型患者、现在型患者、未来型患者；创新沟通方式——应用移动通信及互联网技术，培训沟通技巧、健全沟通机制（图1-8）。

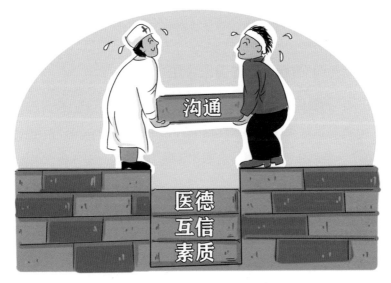

图1-8　良好医患关系的构建基础

二、科技赋能医疗大"智慧"

2009年，IBM（International Business Machines Corporation，国际商业机器公司）在"智慧地球"战略中首次提出了智慧医疗的概念，这种新型的医疗模式致力构建一个"以患者为中心"的医疗服务体系，利用先进的移动通信、互联网、物联网技术，将医疗卫生系统中的人员、信息、设备等资源连接起来，从而实现医务人员、医疗机构、医疗设备、患者及其家属之间的信息化互动。物联网、移动互联网、大数据、云平台、纳米技术、传感器等科技的飞速发展，特别是5G移动通信技术的出现，快速推动了人工智能与医疗的结合，以患者为中心的医疗数据网络逐渐形成。智慧医疗将随着5G移动互联网的发展迎来爆发期。

（一）智慧医疗的前世今生

1. 智慧医疗的来龙去脉

智慧医疗英文简称WIT120（wise information technology of 120），是近几年兴起的专有医疗名词。智慧医疗是一种以患者数据为中心，通过构建健康档案区域医疗信息平台，利用先进的移动通信、物联网技术，实现医务人员、医疗机构、医疗设备、患者及其家属之间的信息化互动的医疗服务模式。2015年我国颁布的《全国医疗卫生服务体系规划纲要（2015—2020年）》提出："开展健康中国云服务计划，积极应用移动互联网、物联网、云计算、可穿戴设备等新技术，推动惠及全民的健康信息服务和智慧医疗服务，推动健康大数据的应用，逐步转变服务模式，提高服务能力和管理水平。"智慧医疗将新型传感器、物联网、云计算、移动通信等技术与现代医学理念结合，构建出以电子健康档案为中心的区域医疗信息平台，整合医院内部的业务流程，优化区域医疗资源，为患者提供更加快捷、方便的跨医疗机构的在线预约和双向转诊，简化患者就诊流程、缩减繁杂的手续，使得医疗资源合理分配给每一位患者，真正做到以患者为中心。未来，医疗行业将会应用更多新技术，如人工智能、传感技术等，使医疗服务体系实现真正意义上的智能化，推动医疗事业的健康、快速发展。在中国新医改的大背景下，智慧医疗正在走进寻常百姓的生活，为患者提供方便、高效的医疗服务（图1-9）。

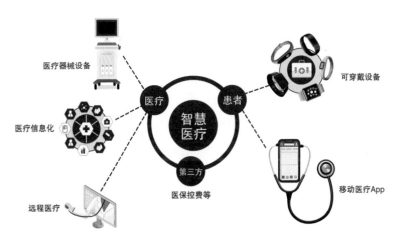

图1-9　智慧医疗结构图

2. 智慧医疗的构成

智慧医疗由智慧医院系统、区域卫生系统、家庭健康系统三部分构成。其中智慧医院系统包括数字医院和提升应用两部分，数字医院包括医院信息系统、实验室信息管理系统、医学影像信息的存储系统、医疗信息传输系统以及医生工作站五个部分，提升应用包括远程图像传输、海量数据计算处理等技术，数字医院与提升应用相辅相成，从而实现医疗服务水平的提升。区域卫生系统由区域卫生平台和公共卫生系统两部分组成，主要是利用尖端的科学和计算机技术，实现患者与各个层次医疗机构之间的信息及资源共享，解决患者看病难的问题。家庭健康系统主要针对行动不便者以及慢性病患者，让他们在家医生就能智能监测其病情，以便得到实时且有效的医疗救助。智慧医疗的三个构成部分各司其职，又紧密联系，为智慧医疗提供技术支持及系统化管理。

3. 智慧医疗的特征及优势

相对于传统医疗模式，现代医疗与信息技术结合的智慧医疗具有全新的特征。①互联性。医生可以通过移动终端随时随地监测患者病情，实时做出治疗变动，患者也可以自主选择更换医生或医院。②协作性。信息数据库整合并共享医疗信息，构建一个综合、专业的医疗网络，医护人员之间可通过互联网实时查询患者的诊疗信息。③预防性。实时感知、分析和处理重大的医疗事件，从而快速、有效地做出响应。④普及性。智慧医疗系统全方位覆盖大中小医院，支持乡镇医院和社区医院与中心医院无缝对接，从而使乡镇医院和社区医院的医护人员及时地获取专家诊疗建议、安排患者转诊和接受医疗培训等。⑤创新性。提升理论和临床处理能力，进一步推动临床创新和研究。⑥可靠性。使从业医生能够搜索、分析和引用大量科学证据来支持他们的诊断，如移动医学图书馆的应用。

从患者开始感知身体不适到医生开始针对性治疗，这其中的每一个环节在智慧医疗的模式下都变得智能化、信息化以及准确化。以患者为中心的服务理念是智慧医疗的中心思想，智能化医疗、医疗大数据、云计算、5G通信等技术的应用，使患者能得到更方便、快捷、及时、有针对性的医疗服务，为患者的健康保驾护航。智慧医疗覆盖患者和医护工作者，使得患者与医护工作者之间的沟通更加准确、高效。信息共享是智慧医疗中的关键一环，医生通过共享数据库可以及时获得患者的诊疗信息，提高医疗服务效率。

4. 智慧医疗的应用

智慧医疗覆盖诊疗全过程，有智慧门诊、智慧病房、智慧健康管理、移动医学图书馆四个方面的应用。这四个方面共同助力患者"一站式"看病（图1-10）。智慧门诊实行多渠道预约挂号和分时段预约诊疗，诊间实行"先诊疗后付费"，患者完成挂号、就医、化验、取药等流程后再付费，支持多种线上和线下缴费方式，就诊过程中的缴费单、诊疗化验单等均可通过自助终端自助获取。智慧病房为患者提供住院自动化全流程服务，患者可以自助办理一系列住院和出院手续，以电子病历为核心的信息化建设，实现影像、检验及电子病历等方面的信息化联通，让医护工作者在第一时间就可得到患者的诊治信息，开展移动查房、移动护理，帮助医疗和护理实现新型管理模式。智慧健康管理全面记录患者的健康情况、诊疗信息，可随时在移动端查阅相关信息，包括门诊、住院、用药史、治疗效果、费用清单、检查单、检验单、报告单、在线问诊记录等。另外，在移动端还可以及时自查健康状况，通过向24小时在线医生进行咨询，从而时刻监测自身健康状态，将"身体不适自查，小病先问诊，大病去医院"的正确就医态度渗透于智慧医疗理念之中。移动医学图书馆的出现让每一位医护工作者都可以随时随地在移动端查阅权威医学字典的药物库、疾病库、症状库以及临床病例分析，甚至可以随时查询医学期刊中的相关文献。

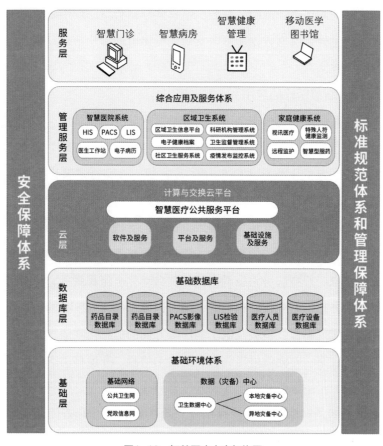

图1-10　智慧医疗方案架构图

（二）智慧医疗的结构体系

智慧医疗的结构体系包括产业链条、体系架构和技术架构，以下将分点讲述。

1. 产业链条

智慧医疗产业链包括医院方、患者方以及第三方（图1-11）。

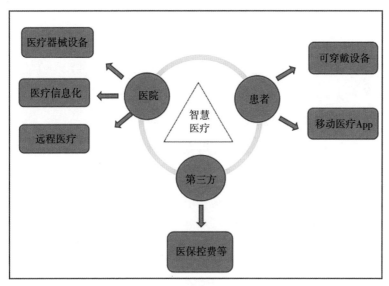

图1-11 智慧医疗产业链

医院方主要有智能化的医疗器械设备、医疗信息化以及远程医疗。医疗信息化是指医疗服务的数字化、网络化、信息化，融合计算机科学、现代网络通信技术及数据库技术于一体，为各医院之间以及医院所属各部门之间提供病人信息和管理信息的收集、存储、处理、提取和数据交换。远程医疗借助移动通信、物联网、云计算、视联网等新技术实现远程医疗操作，众多智能健康医疗产品逐渐被商家开发出来。

针对患者方，商家等开发出了智能的可穿戴设备、移动医疗App等。可穿戴设备具有便携的特点，可为不同的患者提供实时监测，方便患者与医院之间的联通，使广大患者能够实现小病不住院、大病及时治。这项技术将大大降低患者的住院率和就诊率。基于移动终端的医疗类App，主要为患者提供线上问诊、预约挂号、药品采购以及专业信息查询等服务。

第三方是独立于患者和医生之外的。第三方可用信息化的手段实现医保支出的智能管控，保证医保基金的合理使用与高效运营，这大大减少了患者与医护工作者之间的利益冲突。

2. 体系架构

智慧医疗体系架构包括应用支撑云平台、基础设备层、标准规范体系以及安全保障体系。应用支撑云平台主要包括智慧医疗公众访问平台，该平台实则是一个以用户为中心的一体化居民健康服务体系，监测与评估居民的健康情况、疾病的发生发展和康复治疗的全过程，从而为患者提供个性化的健康咨询和自我健康管理等服务。当然，居民可以随时随地在手机移动终端上获取个人健康信息，如个人电子健康档案、电子病历等，居民还可以在终端上设置用药提醒等其他个性化服务。

应用支撑云平台由服务平台层和基础支撑体系组成，其中服务平台层又分为智慧云服务平台和智慧云数据中心。智慧云服务平台属于一体化平台，该平台主要完成医疗机构的数据采集、交换、整合，通过提供统一的基础服务实现"以居民健康档案为核心，以电子病历为基础，以慢性病防治为重点，以决策分析为保证"的智慧云服务，各医院之间通过该云服务平台实现医疗数据的联通，构建智慧医疗数据中心。智慧云数据中心汇集各医疗机构的诊疗数据，同时具备挖掘、分析数据的能力，可为医疗决策者提供有力的数据支持。

基础支撑体系为云服务平台提供软件及硬件方面的支撑，运行支撑平台和基础设备为基础支撑体系的两大构成。其中运行支撑平台又由基础中间件和运行支撑服务构成，基础中间件包含资源虚拟化中间件、应用服务中间件、数据库中间件；运行支撑服务能高效能地分析和处理海量的数据，能够实现对基础设施的有机整合，具备云计算和云存储功能，可解决分散信息的集中管理以及集中信息的分散服务问题，并能有效支撑各类感知资源和数据地处理，实现面向服务的按需聚合应用。

基础设备层主要由智慧感知层和医疗卫生专网组成。智慧感知层由不同种类的传感器及传感网构成，传感器和传感网一头连接移动终端，一头连接云服务系统，起着数据桥梁的作用。这能够高效、全面地获取相关医疗信息，包括图像识别及数据传输等。医疗卫生专网主要采取运营商统筹、专线接入以及Internet（互联网）经VPN（virtual private network，虚拟专用网络）接入等三种接入方式。医疗卫生专网不仅能够实现医疗领域的信息统筹，还能够实现智慧城市等其他领域网络的融合、共享和安全，从而实现整个智慧城市网络的传输和统一管理。

标准规范体系是智慧医疗建设的基础工作，是各个环节应用和开发的准则。"统一规范、统一代码、统一接口"是智慧医疗建设的原则，规范的业务梳理和标准化的数据定义为智慧医疗建设提供了既定的标准和技术路线。标准规范体系主要包括智慧医疗卫生标准体系、电子健康档案以及电子病历数据标准与信息交换标准、智慧医疗卫生系统相关机构管理规定、居民电子健康档案管理规定、医疗卫生机构信息系统介入标准、医疗资源信息共享标准、卫生管理信息共享标准、标准规范体系管理八大规范体系，其在不同的部门发挥着不同的规范作用，从而实现智慧医疗整体化规范，规避智慧医疗建设过程中不必要的风险。

安全保障体系主要是从物理安全、网络安全、主机安全、应用安全、数据安全和安全管理六个方面来建设的，这为智慧医疗建设安全防护提供了有力的技术支持。通过采用多层次、多方面的技术手段和方法，实现全面的防护、监测、响应等安全保障措施，确保智慧医疗体系整体具备安全防护、监控管理、测试评估、应急响应等能力。

3. 技术架构

智慧医疗技术架构包括终端层、网络层、平台层、应用层（图1-12）。终端层既可以是接收端也可以是发出端，作为信息的接收端主要负责持续、全面、快速地收集信息，作为信息的发出端负责展示云系统储存的信息。人工智能设备可以将医生工作站、护士工作站以及影像和检验工作进行一体化集成，为患者提供无人引导式就诊服务，同时对患者生命体征进行实时、持续地监测，还可以将患者的生命体征数据和危急报警信息通过5G传送给医护人员，医护人员通过及时获取患者全面的健康信息，为患者及时地做出病情诊断和医疗处理，从而提高患者的康复率和减少病死率。网络层主要负责实时、可靠、安全的信息传输，网

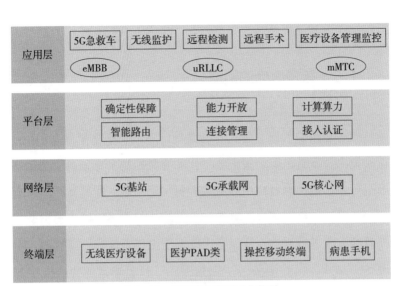

图1-12 5G智慧医疗技术架构图

络层覆盖面广，从医院到社区诊所，从大型影像设备到可穿戴设备，从独立的个性网络到共享网络均可覆盖。5G技术的出现，使各个邻域间的信息传输具有实时高速率、低时延、广连接的特点。而平台层则能实现智能、准确、高效的信息处理。平台层主要是将收集来的信息进行存储、整合和分析，有着承上启下的过渡作用。利用人工智能、云存储等信息技术，对从四面八方汇集而来的杂乱无章的信息进行整理、分析，当需要提取有用信息时，其可高速运转并输出有价值的资料。应用层涉及的层面较为广泛，如医疗设备、远程医疗、移动个性化设备等，它是5G技术与医疗融合价值的集中体现。5G具备高速率、低时延、广连接三大特性，这三大特性将助力医院与患者间信息的无缝连接，从而节约时间和成本，其主要体现在院外急救、院内监测、智能医疗操作以及远程医疗等方面。

（三）智慧医疗的组成

1. 智慧医院系统

"智慧医院"概念作为"智慧地球"的一个衍生概念由IBM首次提出。智慧医院是指把新一代的互联网技术充分运用到医疗卫生行业，把传感器应用到医院的每一个环节，通过互联网形成"物联网"；通过超级计算机和云计算，使得医生以更加精准、高效的方式进行诊治，从而在医院范围内提升医疗护理效率，实现"一站式"医疗服务。"智慧医院"通过丰富的智能医疗器械、智能医疗平台、智能医疗应用等将患者、诊疗过程、医护人员有机地连接起来，实现诊断、治疗、康复、支付、卫生管理等各环节的高度信息化、自动化、移动化和智能化，为患者简化流程的同时提供更高质量的医疗服务。

2. 区域卫生系统

区域卫生系统的核心是管理家庭健康档案和提供基础医疗保障，要求充分调动社区资源，发挥社区范围内系统的预防、保健、诊疗、康复、健康教育等功能，并按照医院的信息结构标准向社区医疗卫生信息平台系统提供最新的居民健康档案和电子病历。

区域卫生系统具有三个核心内容，即居民健康档案、居民健康管理、社区医疗。

（1）居民健康档案。居民健康档案内容包括基本信息、既往病史、家族病史、简单体检、健康状况、行为危险因素、亚健康状态、过敏史。建立和完善居民健康档案信息，详细记录居民的每一次就医行为，以便医生能够快速、完整、准确地了解患者既往病史，做出准确的诊断。

（2）居民健康管理。①儿童计划免疫。儿童计划免疫作为居民健康档案的重要部分，切实记录儿童免疫计划，保证不遗漏或者不重复注射疫苗，落实国家对于儿童计划免疫的要求。②健康教育。社区医院利用微信推送、VR（virtual reality，虚拟现实技术）等新式信息手段开展健康科普教育，切实实现医学教育的下沉。③疾病防治与康复。互联网公司根据居民的健康档案通过大数据进行预测分析，对超标数据进行健康预警与健康建议，定期给出健康小结，制定出个性化的"健康指南"，从而维持对患者数据的监管。④慢性病管理。随着社会老龄化加重，慢性病的发病率也在升高，通过社区医院提供定期体检或者智能穿戴设备服务能监控患者病情的发展，并能将信息同步至负责医生处，从而使负责医生根据需要调整治疗方案。

（3）社区医疗。①基础医疗和健康管理。社区医生可通过坐诊、上门服务，甚至可通过远程视频的方式处理一些社区内居民的小疾病，满足社区内居民的一般健康需求。社区医生还可以通过设置在患者家中的医疗监测工具以及与这些工具连接的传感器定期对患者的身体状况、药品使用情况进行监测和跟踪，运用先进的数据分析系统对监测和跟踪的结果进行分析，将分析结果及时发送给患者家属和医护人员，以便于患者家属及时掌握患者情况和医护人员及时制订针对性的医疗方案。②实现分级诊疗，与大医院无缝对接。社区医院建立医疗信息整合平台后，整合患者医疗信息，并通过平台和大医院实现互联互通，在社区医生判断当前的医疗条件无法满足患者的治疗需求时，可使患者及时地转入大医院，确保其能得到及时、有效的救治。

3. 家庭健康系统

我国家庭健康中普遍存在的问题有：①体检意识淡薄，经常是出现明显症状才会去医院就诊，从而错失了最佳的治疗时机。②部分患者对于慢性病的认识还不到位，不能坚持服药，不能定期复查，以为症状解除就痊愈了，导致病情迁延不愈。

家庭健康系统就是要解决"早期预防，长期追踪"的难题。该系统以智能穿戴设备和5G技术为基础，实时监控用户的各项生命指征。用户在使用各种通用医疗器械，如血糖仪、电子血压计、电子体温计等时，设备自带的无线数据采集模块自动将医疗器械上的数据无线传输到智能移动设备上，随后将数据统一传输至用户对应医院的监测管理平台，由专业的医护人员对数据进行分析，并针对用户的状况提出针对性的治疗建议与方案，同时将治疗建议与方案通过信息交互服务器反馈至个人，使用户得知自身病况，并依据治疗建议与方案进行治疗。当用户在相应医院或社区就诊时，医生就能通过数据采集、查询服务器查看用户平时的健康数据，有助于诊断。

（四）智慧医疗的应用

传统医疗产业与互联网公司合作，将时代前沿的科技用于解决现代医学问题，推出面向医院的信息产品，大幅提高了医护人员的工作效率。具有代表性的应用有智慧门诊、智慧病房、智慧健康管理、移动医学图书馆。

1. 智慧门诊

智慧门诊是指医院门诊利用智能、信息化的技术实现就诊各个环节的简化，为患者提供更加优质的就医体验。智慧门诊包括以下几个方面的内容：

（1）智慧导诊系统。传统导诊是由前台护士引导患者，但是由于我国的特殊情况，负责指引的护士通常应接不暇。而智慧导诊是通过放置在门诊大厅的智慧引导机或者手机App，提示患者输入自身症状和相关信息，由人工智能判断并提示患者前往相应的科室就诊。智慧导诊不仅能减少导诊护士的工作量，而且能处理患者经常咨询的一些问题和简单业务，提高患者的整体满意度。

（2）智慧挂号系统。传统挂号需要前往门诊人工窗口才能办理且不能提前预约。智慧挂号则让患者可以通过门诊的终端机或者手机App，轻松查询到科室简介、专家介绍、医生出诊时间、当前医生的余号量等信息。患者可以根据提示预约指定医生的"空闲"时间段。预约完成后只需在预约时间前往医院即可，省去了挂号排队的时间。

（3）智慧排队叫号系统。传统排队叫号方式通常为刷卡或分诊台报到。而智慧门诊创造了在线排队叫号的方式，患者可通过相关微信公众号或者医院App进行在线排队叫号，并可动态了解前方排队人数，自主安排时间。

（4）智慧缴费系统。传统门诊缴费途径通常为人工窗口缴费，而缴费窗口常常设置在门诊大厅，患者进行多项检查时需要反复往返于科室和大厅，非常不便。除此之外，线下医保结算也存在结算手续复杂、耗时较长等缺点。智慧门诊开通线上缴费功能，允许患者进行在线缴费（含医保结算），优化就医流程，并提升患者的就诊体验。

（5）智慧药房。患者从传统药房取药需要凭借纸质的收据；而在药房内，药师凭记忆或者简易标签在药架前找寻各种药品，找到后再核对患者的信息和剂量，将药品入袋、送递，这种方式明显存在取药效率低、人工核对易出错等问题。而智慧药房可通过网络直接确认患者的处方，无需纸质凭证，减少中间环节，用机械装置实现全自动化取药、发药，安全可靠，有效减少了患者的等待时间（图1-13）。

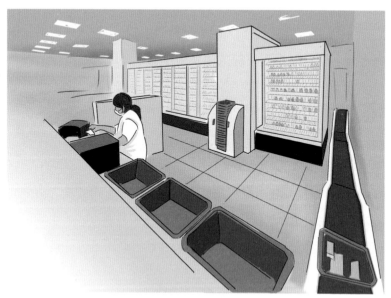

图1-13　智慧药房

2. 智慧病房

智慧病房是"医院-护士站-病房"信息化服务的综合一体化系统的应用。它可以将散乱的医疗数据进行收集、整理后通过智能终端显示出来，为医护人员和患者呈现及时、准确的信息。智慧病房通过多个环节的介入来减少医疗护理差错，优化护理流程，提高医护人员工作效率，改善患者就医体验，提升医疗服务质量。

（1）智慧床旁交互系统。智慧床旁交互系统是一款配备于床旁的"一站式"医疗信息平台，医护人员以数据录入代替传统手写床头卡，实现全过程无纸化，数据化的存储方式可有效避免因遗失而带来的医疗问题。该系统也是一个智能服务平台，能为患者提供院内信息查询和自助业务办理服务，同时也具备生活娱乐功能，可为住院的患者提供优质、便利的住院环境。

（2）护士站智能看板。护士站智能看板是一种集中可视化的信息处理平台，通过病房里其他测量设备的辅助，可同时监控病房中所有患者的状态并实时同步，使医护人员坐在办公室也能"眼观六路，耳听八方"，有助于提高护士管理效率。另外，该平台还有患者呼叫提醒、输液监测、护士交接班等功能，可进一步优化医院管理流程，让护理工作更加合理化。

（3）电子门牌。电子门牌是一种管理病房床位资源的多媒体平台，通过与护士站的数据库连接，电子门牌实现了病房信息集中可视，可显示病房号、床号、患者信息、该病房主治医生及责任护士信息，且能读取各科室信息，并会实时同步更新患者信息，可以有效地避免人为的更新不及时的问题，为患者家属及医护人员提供信息导航。

（4）移动护理系统。移动护理系统是医院治疗、护理过程中的得力助手，也可以说是医护人员的监督者。该系统主要是对医嘱实际执行的全过程进行智能化跟踪，包括入院管理、护理管理、体征采集、医嘱核对、检验结果查询和实时护理监控，有助于规范护理行为，优化护理流程，提高护理工作效率和患者满意度。

3. 智慧健康管理系统

智慧健康管理系统由智能健康风险评估设备/智能穿戴设备、智慧健康管理大数据平台、电脑后台或手机App组成，通过用户佩戴的智能设备实时收集数据，经专用网络上传至医院信息系统进行分析，然后反馈至用户的终端，用户根据系统的"指导意见"调整生活或用药习惯，从而实现用户的智能健康管理（图1-14）。

（1）通过日常采集生活数据进行疾病预防。其实大部分疾病来源于我们平时的不良生活习惯，如久坐、酗酒、高脂饮食等。智能穿戴设备帮助我们监控生活中的小细节，然后将数据信息上传至服务器进行分析，预测当前的健康风险，并提出"指导意见"，降低用户患病风险。

（2）慢性疾病的管理。由于慢性病的特殊性质，慢性病患者往往需要坚持长期服药，定期复查，而智慧健康管理系统通过装有网络模块的各种通用医疗器械，如血糖仪、电子血压计、电子体温计等仪器，自动将数据统一传输至用户对应医院的监测管

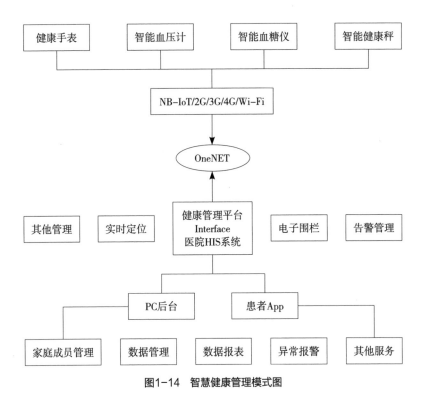

图1-14　智慧健康管理模式图

理平台，由专业医生进行诊断并反馈治疗意见，实现"足不出户"轻松自查，把病情发展牢牢控制住。

（3）临床研究分析。进行随机对照实验是临床中常用的方法，或研究手术方案优劣，或做一些回溯性的研究，如果患者有保存定期测量数据的习惯，并将数据上传至云端，那么研究者可以直接从云端调取数据进行分析，这将大大减少临床研究的工作量，缩短临床研究的周期。

4. 移动医学图书馆

虽然如今电子书已经相当普及，但位于特殊领域的医学文献不同于小说、杂志，后两者随意就能在书店买到或是在网络上搜索到，而医学文献很多时候用户在相关网站注册、付费后才能阅读，这无疑增加了医学知识的传播难度。随着智能移动端开发的不断深入和社会需求的扩张，软件开发商开始挖掘、整理医学资源来扩展自己的经营范围。例如：出自权威医学字典的药物库、疾病库、症状库查询，临床病例分析，甚至包括医学期刊的在线阅读和下载等，通过手机就能轻松查阅，为医务工作者的工作和学习带来了极大的便利。

同时，医学知识服务的对象不仅仅局限于医务工作者，群众对于医学知识的渴求也越来越强，但不同的是针对群众的医学资料还需要增加"通俗"和"权威"的属性。社会要注意网络发布的医学类信息的"真实性"问题。为了弥补这一空缺，各大知识平台联合医院专家也相继推出面向患者的医学科普视频，致力将优质、权威的健康知识呈现给患者，帮助患者树立正确的健康观念。

5G技术与2G、3G、4G移动网络技术一样，属于数字蜂窝网络，但其用户体验速率是4G移动网络技术的10倍，可达10Gb/s，而且延时低于1ms，这无疑为远程精细化的医疗行为提供了新的解决方案。2019年10月，工信部颁发了我国首个5G无线电通信设备进网许可证，5G基站入网正式获得了开闸批准，5G网络正逐步走向多元化、智能化、综合化。2019年10月底，我国三大移动通信运营商公布5G商用套餐。随着5G正式商用以及与大数据、互联网＋、人工智能、区块链等前沿技术的融合，5G时代的智慧医疗在智能诊断、数据分析、系统优化等方面展现出强大的影响力和生命力。5G技术的加入有望推动人类医疗水平进入一个新的时代。

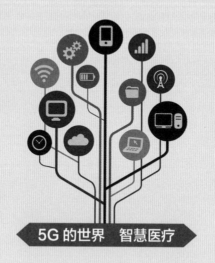

5G 的世界　智慧医疗

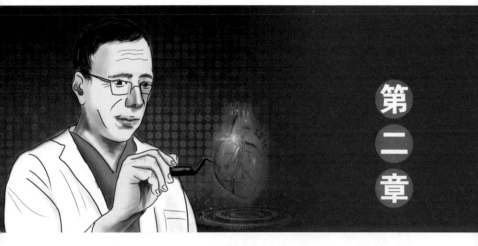

5G赋能：诊疗千里如咫尺

2019年被业内人士称为"中国5G的商用元年"。在中国人口老龄化加剧和公众健康需求持续攀升的背景下，5G的出现及应用可谓恰逢其时。5G具备高速率、低时延、广连接等特点，这些特点恰恰是未来医疗所需要的。5G凭借其远超4G网络10倍的用户体验速率、100倍连接数密度及低于1ms的传输延时等优势，为远程医疗服务过程提供了有力的支持。患者就医困难、医疗资源分布不均，一直是医疗行业发展的痛点和难点。5G在医疗行业的应用，将有效赋能门诊导诊、远程医疗、医疗影像、车载急救、医疗数字化服务等，使互联网真正融入医疗行业的各个环节，并为医疗服务模式带来翻天覆地的改变，从而切实提升广大患者在就医过程中的满意度，构建和谐的医患关系。5G技术大力发展带来的人工智能、大数据、物联网、云计算等高新技术，更是为构建全覆盖的民生健康医疗智慧信息化服务体系提供了有力支撑，实现了互联网医疗线上与线下的结合。

一、牵着5G手，看病跟我走

（一）5G门诊——全国专家任你选

1. 足不出户完成诊疗

在5G技术的带动下，智慧医疗得以如虎添翼。如今患者不再需要像以前那样前往医院查阅相关专家资料，在各大医疗信息整合平台上，患者就能随意查阅全国各地的医疗行业专家资源。

患者可以在平台上查找当地乃至全国知名专家的完整履历、专攻方向、擅长领域，既可以根据自身实际情况找到适合自己病情的专家医生，也可以输入相关症状让平台的智能客服引导就诊，还可以查找相关医生的出诊时间、挂号信息，免去看病前就去医院体验一番"排队之苦"。随着5G技术的普及，AI（artificial intelligence，人工智能）医生将成为现实，看病不仅能找医院的医生，还可以找全天候在线的网络AI医生，例如珠海健康云研发的"小i医生"就是这样一款产品。用户通过语音或文字输入等方式就可以轻松与"小i医生"互动，在大数据的驱动下，"小i医生"能够回答一些简单的健康问题，进行健康知识科普，并给患者就医治疗提供建议，极大地释放了医疗人力资源，提高了服务效率。

2. 智能导诊机器人投入使用

2019年5月，5G智慧医院新闻发布会在四川大学华西第二医院锦江院区门诊大厅召开，正式开放导诊服务机器人、VR新生儿探视和远程视频会议等现场体验。在门诊大厅放置的5G智能导诊机器人，可以实现在5G网络环境下，为患者提供互动式的导航导诊、AI医疗问答、院内科室专家情况介绍等服务，提升患者就诊体验，提升医务人员工作效率（摘自中国日报网）。与传统的机器人不同，这些机器人都具有语义识别、图片识别等功能，在为患者特别是一些语言不通、行动不便或者不了解就诊流程的老年患者提供医疗指引服务上大有帮助。该机器人通过电视系统实现了患者与医护人员、医疗机构、医疗设备之间的互动，打造了一个集信息系统发布、电视电影宣传教育、健康科普、远程就诊、手术直播等功能于一体的智慧医院信息网络平台。这一平台既能为医院建立远程教育医疗培训体系，整合医疗资源，也能提升患者对医院的体验感和满意度，大大提升医疗服务水平（图2-1）。

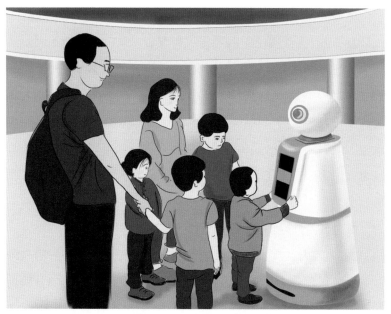

图2-1　市民正在体验5G智能导诊机器人

3. 就诊效率大大提高

医疗机构第三方满意度调查显示，就诊时排队时间长是多年来患者就医不满意的主要因素之一，传统的医院就诊流程大致为"挂号—到分诊台报到—等待叫号—就诊—缴费—检查—取药"，这种就诊模式使患者的大部分时间都浪费在了排队等待上，严重影响了患者的就医体验。5G技术的推广使得患者和医院的信息联系更加紧密，通过人脸识别技术，患者可以快速完成挂号、缴费等步骤，免去排队的烦琐。凭借5G的高速传输，医务人员在诊疗患者前就可以掌握患者生命体征数据、影像检查资料、健康档案等相关信息，大幅缩短就诊时间，从而对传统医院服务流程进行彻底地改造和优化，提升就诊效率。

4. 传染机会大大降低

新型冠状病毒可谓是2020年社会最热门的话题，其传染性比起2003年的"非典"有过之而无不及，大范围的疫情对我国乃至全世界人民的工作和生活带来了极大影响。通过这次疫情，我们不仅看到了医务工作者团结协作、万众一心抗击疫情的决心，还看到了各地市民、村民对于防控疫情的自律配合。但在疫情期间患有其他疾病的患者如何就医成了一个大难题，医院作为一个人员密集的场所本身就是传染病防控的难点区域，那么如何在保证患者得到及时诊疗的同时控制疫情的扩散呢？5G在线门诊很好地解决了这个问题。患者通过5G在线门诊在家就可以得到医生及时地诊断，既免去了繁杂的挂号排队步骤，又避免了和人群的接触，大大降低了感染的风险。

（二）5G集思广益——看病千里之外

看病难一直以来都是社会民生的热点话题，据调查，中国约有近半数的居民有病而不就医，约有29%的居民应住院而不住院。长此以往，小病变成了大病，轻病变成了重病，对一些慢性疾病患者来说更是如此。这种情况在我国一些偏远地区尤为严重，即使如今医保政策越来越完善，患者就医治疗的自费成本大大降低，但一些村镇医疗水平有限，到大城市就诊又路途遥远，许多患者有一些小病小痛大都选择不治疗，因此错过了疾病的最佳治疗时机。有时因为路远，一些患者甚至还没到医院就去世了。如今5G技术的到来将会让这种情况得到改善。

1. 5G医疗带来了什么？

2019年3月，中国人民解放军总医院完成全国首例基于5G网络的远程人体手术（摘自新华网）。2019年5月，中山大学肿瘤防治中心数名专家利用5G技术对珠海市人民医院、北京大学深圳医院、高州市人民医院的微创介入手术进行了"一对多"的远程指导（摘自科学网）。

此前一些医院也曾在4G技术的基础上开展过远程医疗，但在操作时视频经常卡顿，图像不清晰，医生和患者交流困难，这些情况最终导致医疗服务质量下降，远程医疗难以大范围推广，更别说像远程手术这样对精准度有极高要求的操作，任何主刀医生与设备之间的小时延，都有可能给患者带来致命的危险。

5G技术的诞生让这样的现状大为改善，其带来了网络层面的全面提升，在很大程度上满足了医疗实时性、高效性以及稳定性的需求。基于实时图像、视频、语音等，5G技术能更高效地实现医生对患者的远程诊断、远程治疗甚至远程手术。在5G技术的支持下，远程诊疗的影像效果得到了保证，就算将图像放大20倍，患者的伤口或病历上的文字也依然清晰可见，医生可以通过高清摄像头了解患者的全身情况和病历资料，并与患者实时互动，使远程诊断的准确率得到保障。以影像数据为例，以前，县医院无法构建3D（three dimensional，三维）模型，超过10G的CT（computed tomography，电子计算机断层扫描）图像只能通过硬盘拷贝或者网络传输，下载需要几个小时。在5G的加持下，这些医学影像大数据可实现快速传输、归档、浏览，下载只需几分钟；通过这些3D模型，医务人员可以清晰、直观地看到患者手术部位的术前情况，提高手术成功率（图2-2）。

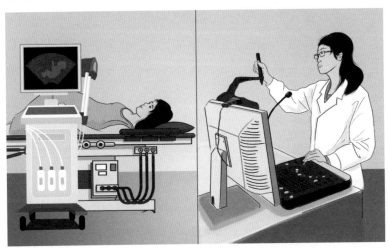

图2-2　基于5G网络的远程B超

　　在大型三甲医院与基层医疗机构之间建立5G网络联系，使偏远地区的患者在当地医院就可以享受到知名专家诊治的同时，还可为患者免去一大笔治疗的费用，减轻患者的经济负担。有人算过一笔账，偏远地区的患者去其他地区的大医院看病，不仅手术等治疗的费用会和当地医院有差异，还要负担来回的路费和家属陪同的住宿费，而且由于两地医疗耗材价格不一样，医保报销的标准也不一样，实际下来两者的治疗成本可能会相去甚远。远程医疗让患者在家门口就可享受到专家级的诊疗，同时还不用支付过高的费用，真正做到了"大病不出县"。

2. 全球首个5G远程全门诊服务开通

2019年9月，解放军总医院海南医院和海南省三沙市人民医院之间开通了全球首个5G远程全门诊服务，该服务不仅使三沙市岛上市民无须长途跋涉就可以享受到优质医疗服务，还为基层医疗水平的提升奠定了基础（摘自人民网）。

此次开通的5G远程全门诊服务，突出点和创新点在"全"字上，即通过远程系统实现门诊诊疗的全流程、全时效和全领域。全流程是指门诊挂号、问诊与查体、检查资料、初步诊断和开处方药等环节都可以在远程系统上在线完成。全时效是指在诊疗过程中，两医院之间可以进行视频、音频以及图像数据的实时传输，辅助检查仪器设备的实时操控，并向患者提供实时诊疗服务。全领域是指远程医疗服务不是局限于某单一科室，而是实现了临床诊室、辅助科室、门诊药房等多部门的协同合作。

3. 5G远程手术

外科手术作为医学最为尖端的领域之一，不仅要求术者有非常高的医学水平，还对手术设备的精确性有很高的要求。而要进行远程手术，两地设备之间的传输速度尤为重要。2019年5月，安徽医科大学第二附属医院普外科万主任进行了一场远程胆囊切除手术。

手术于9点正式开始，术前工作完成后，腹腔镜端头伸向患者手术部位。"手术视野不完整，请求远程唤醒手术机器人，调整机械臂角度"，通过语音控制，万主任远程操作手术机器人，将视野调整到最佳角度。剖开患者腹部，胆囊息肉的画面以不到0.1s的延时清晰地投影在万主任眼前的大屏幕上，万主任通过远程操纵机械臂，对远在256km外的患者实施手术，整个过程丝毫没有因为遥远的距离出现信号卡顿、操作延迟等情况。手术顺利完成后，万主任用4个字总结了此次远程手术：身临其境（摘自南海网）。

随着5G技术的发展与完善，越来越多的远程手术将会进行，这大大提升了患者就诊及医生治疗的效率，2019年11月，5G远程手术入选中国年度未来科技十大事件也体现了其在医疗模式上划时代的作用。

4. 发展5G医疗仍需努力

尽管5G医疗凭借其优势已经开始造福百姓，但其在推广方面依然有诸多限制。首先，其成本过高。5G使用的毫米波存在穿透性差、信号衰减大、覆盖范围小、容易受阻挡等缺点，因此要在大型医院内做到5G信号全覆盖，往往需要数千个室内基站，花费在10亿元以上，这还不包括室外的信号基站。而在那些通信基础设施较差的偏远地区，这项费用还要更高，"天价建设费"是5G医疗推广和发展的首要拦路虎。

其次，5G医疗还将产生许多法律问题。例如，远程手术中一旦出现医疗事故，责任的划分机制尚不明确，国家卫健委也提醒远程手术存在一定风险。国家卫健委医政医管局监察专员表示，要遵循基于目前的网络技术和医学科学规律进行科学审慎的探索。

另外，5G医疗健康标准体系尚未建立健全，终端设备接入方式、数据格式没有标准统一，庞大的数据资料存在安全风险等问题都还没有妥善的解决办法。5G医疗的发展依然任重道远。

（三）5G急中生智——运筹帷幄之中

说到5G医疗，通常人们首先会想到5G远程手术，事实上5G在健康医疗领域越来越呈现出强大的生命力和影响力，已渗透到医院医疗、科研、示教等方方面面，对加快"健康中国"建设和推动医疗健康行业发展起着至关重要的作用。那么5G在日常的医院运作中究竟担任着哪些重要的角色呢？

1. 5G移动医护

传统的医护服务由于医务人员分身乏术，往往缺乏时效性，在患者多的科室，查房效率也较低。现在移动医护将医生和护士的诊疗护理服务延伸至患者床边，新推出的查房机器人与5G网络结合在一起，大大提升了医生的工作效率，实现了医生远程实时查房。医生只需操纵摇杆或智能手机，使通过5G网络遥控的查房机器人移动到患者床边，通过查房机器人头部的摄像头就能与患者进行实时视频对话，了解患者情况。同时查房机器人机身拥有多个传感器，可以实时采集患者生化病理数据，辅助医生进行诊断。此外，在放射科、传染科等传染风险高的病房，为保护医护人员的安全，可以通过5G网络遥控使医疗辅助机器人移动到患者床边，完成远程护理服务（图2-3）。

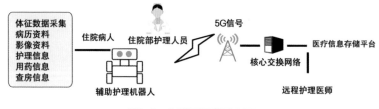

图2-3　5G移动医护示意图

2. 5G远程医疗示教

医疗教育：面向医疗卫生技术人员，包括医疗、护理、医技人员的教育培训，其形式主要包括会议讲座、病例讨论、技术操作示教等。我国的医疗资源分配不均，医务人员的水平也参差不齐，尤其是大型三甲医院医生和基层医生之间差距较大，因此通过医疗教育来补足基层医生在就诊及手术上的操作短板尤为重要。

在开展5G远程医疗示教之前，基层医院通常以观看手术视频、聘请专家教授讲课以及基层医生前往大医院进修的方式来进行医疗教育。视频学习虽然在一定程度上能起到作用，但是缺乏教学双方的实时沟通，在一些操作细节上学习者往往无法很好地掌握，因此教学质量也大打折扣，而聘请专家教授讲课或基层医生前往大医院进修又会耗费大量时间在路上，并浪费许多人力资源。

5G远程医疗示教将手术室腔镜或摄像头与多媒体转播设备连接，将转换的音频、视频信号通过5G基站传输到会诊中心，不在手术室的相关医务人员可以通过远程医教平台在5G手机、5G终端、VR设备上同步学习、观摩，甚至还可以和示教人员进行实时沟通。

通过5G远程医疗示教的活动，学习者或基层医生将获得更多的学习渠道，可以观摩专家的高难度手术，更好地掌握专业技能操作，这对共享优质医疗资源、提升基层医生医疗水平、平衡医疗资源分配不均等大有帮助（图2-4）。

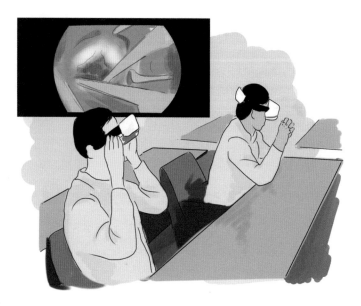

图2-4　基层医生通过VR设备远程学习手术操作

（四）5G云病历——就诊资料轻松查

随着医院信息化的逐渐深入与信息技术在医疗行业应用的不断发展，医疗数据存储以及安全共享成为一种趋势。电子病历系统（electronic medical record，EMR）已被医疗行业广泛使用，经过数年的积累，EMR已收集到海量的病历信息并逐渐迈入云端数据时代，这些云病历中大量的有效信息成为医患双方的巨大财富。云病例是一项能够提高患者对医疗服务的满意度、改善医疗行业医疗服务的数据信息，是区别于传统纸质病例的新趋势。云病例不仅可以实现数据共享互认，还能加强优质资源跨区域的协同管理与应用。云病历不只是一份简单的病历，还是旨在构建一套脱离临床业务系统、独立面向院内外病程数据收集的医疗网盘。

云病历充分借助网络优势、发挥医院医疗信息技术、实现医疗资源共享（图2-5），通过远程医疗系统，上级医疗机构与医疗管理人员能实时了解医院卫生资源利用情况、患者健康状况。基层医疗机构可实时掌握在院患者的治疗情况并实现院外医疗服务保障协同与加强患者住院管理。医院内部可科学规划信息资源、优化业务工作流程，不断创新医院医疗服务和管理模式，最大限度地实现医院信息系统融合和信息资源开发和利用，大力提升医院自身信息化建设的能力和后勤保障水平。

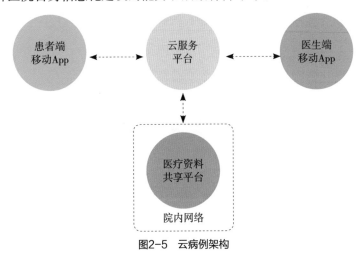

图2-5 云病例架构

1. 云病历对个体的作用

传统纸质病历的缺点在于携带不方便，不好保存和整理，以及容易丢失。假设患者不小心丢失病历，不但会导致在接下来的就诊过程中，医生无法全面了解患者的既往病史，不利于医生制订进一步的治疗方案，还有患者的隐私信息被泄露的风险。区别于传统纸质病历，以医疗机构为主体，将患者病历信息共享给个人，再将个人补充的个人健康记录或者在外地医院的就诊资料传入系统，患者只要来医院就诊过，下载云病历App（图2-6）并绑定个人信息，其之前的就诊信息资料包括检查报告、就诊挂号记录、处方记录、就诊费用、出院小结等就会推送到云病历App个人端。这样一个病历云端共享平台，不仅能完整记录患者的健康信息，还能使患者全面了解自己的诊疗情况。其具备以下几个优点：①可以在患者在各大医院就诊时为医生提供诊疗就诊记录以供其参考，使其能够清晰、完整地查看患者的既往就诊记录。②病历资料方便查询，患者能有针对性地查看每次就诊所产生的处方，以及检查检验和病理报告等内容，系统支持分类查看，如只查看历次的血常规报告。③用药指导，患者也能查看与处方相

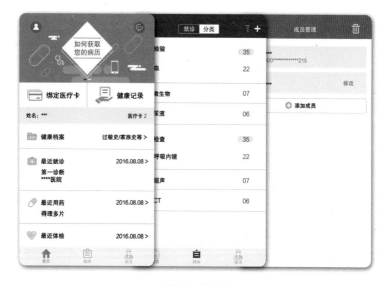

图2-6　云病历

关的药品信息，包括药品用途、用药时间、注意事项、存储条件等。④健康记录，通过智能血压仪，系统能自动记录患者每次的测量结果，并进行智能分析。系统在推送各种诊疗信息的同时，可提升患者的就诊体验并使其对自身疾病有更多正确的了解。在医患关系较为敏感的当下，共享这些数据，既能简化患者到各医院复印病历和归档的过程，也可拉近医患双方之间的距离。

2.　云病历在医疗行业的用途

云病历的存在不仅可以使医院和患者互动，还可以推动互联网诊疗的发展。北京大学肿瘤医院近年推出了云病历App服务。此App提供患者电子病历资料，并提供各种就诊服务，实现患者全生命周期健康的有效管理。让医疗数据不仅可以在医院内部存储，还可以由患者自行查询和保存。同时，云病历App还能推送各种诊疗信息，大大提升患者的就诊体验。此外，患者和医务人员可以通过云病历App来获取医疗数据，根据不同的应用场景定制丰富的应用服务。2017年年底，北京大学肿瘤医院联合电子病历技术成熟的厂商，开始共同开发云病历。那么，应如何对云病历的风险进行把控呢？不可否认的是，在整个大数据时代背景下，通过互联网为患者提供电子病历，会产生极大的患者隐私数据被泄露的风险，因而要在信息安全管理上下狠功夫。整个云病历项目中最关键、最重要的工作就是保护患者隐私、保护数据安全。北京大学肿瘤医院所建立的云病历系统在保护患者隐私方面，同时采用了绑定手机号码的短信验证和身份验证两种方式，来判断用户是否有权进行访问，切实从多方面、多角度为保护患者的隐私信息及病历数据做出了行动。医院要求云病历App

上电子病历的展示样式，应与纸质病历的样式保持一致。但在现实工作中，病历数据涉及的系统非常多，各个系统还可能是由不同的应用开发商设计的，这就导致系统间的差异比较大。有些系统能直接导出图片或PDF格式数据，有些系统就只能导出结构化数据。为此，北京大学肿瘤医院专门设计了一套自动化的模板工具，使系统结构化生成统一格式的数据，解决了这个问题，比如：其采用了患者的身份证、社保卡信息，甚至以患者最近就诊过的科室为问题进行确认。在数据安全方面，所有的数据服务器都架设在院内，充分保障数据的可控性，通过数据加密、访问权限控制、系统防火墙等多种安全措施，最大限度地确保数据的安全。此外，北京大学肿瘤医院已建立了包括事前检查、监控和备份，事中故障处理规范，事后检查和分析的完备的运维应急预案，旨在防止服务器出现意外故障。该App的顺利运行和使用率的不断增长，显示了云病历的广泛应用及科学可行性，在得到患者同意的情况下，医护人员在科研工作中也可通过云病历实现基础数据的收集。

二、为您私人订制的健康新管家

当今社会，随着科技的飞速发展、新技术的普遍使用，消费市场的产品、服务逐渐多样化。多样化的产品、服务实现了消费者选择的多样化，而消费者的选择又决定了市场发展的方向。与此同时，伴随着国家经济的快速发展，人们的收入水平提高，消费观念逐步个性化、差异化，越来越多的个性化需求潜移默化地成为各个行业的新的追求方向。调查显示，医疗保健的未来将更加个性化、精准化，且更加趋向预防性。同时，未来的医疗保健也不仅仅专注于治疗，而是更多地关注通过改变生活习惯，定制个性化的生活方式，从而管理个人健康风险、预防疾病。

（一）个性化医疗保健

在医疗保健服务中，每一位病患及其家属渴望的都是从专业人士那里得到及时、有针对性的服务，以便能更好地帮助他们摆脱痛苦或者不舒服的生活状态。然而众所周知，每个人的健康状况和所要遭受的疾病危险因素不尽相同。即使两人所患疾病相同，其轻重程度也可能不同。况且人的身体素质各不相同，人的健康状况和身体状态也不断变化，同一种治疗方式也许适合一部分人，但并不适合所有人。因此，医疗保健方案应当个性化也必须个性化。然而，全国乃至全球拥有私人医生全天候服务的人是极少的，并且当前传统的被动医疗模式仍一如既往地占据医疗保健的主要市场。医疗资源分配不均，异地就医路途遥远，到医院排队候诊时间长，院外康复无人指导等马拉松式的看病问题给用户带来极差的体验。所以，需要开发全新的医疗保健模式来打破当前看病难的壁垒（图2-7）。

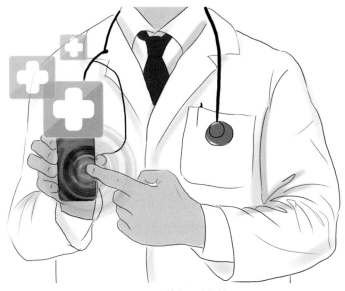

图2-7　个性化医疗保健

21世纪是信息技术高速发展的时代，各行各业的发展建设逐渐信息化。在信息技术的推动下，我国于2015年率先提出互联网＋这一概念，引领了我国互联网技术与传统产业的创新结合。各行各业的研究者、创新创造者，针对传统产业的不足，结合大众的需求与当前技术的创新应用，充分发挥信息和技术的潜力，将网络通信技术与传统行业联系到一起，加快了各行各业发展的步伐，互联网＋医疗更是应运而生。作为对"革命的本钱"负责的医疗保健行业，其互联网＋医疗的研究和发展推动了医疗保健信息化，使得医疗保健领域发生颠覆性转变。医疗的数字化让用户拥有像网上银行、零售互动一样的方便体验，让用户有了指尖上的体验感。2019年，一场世界级的通信网络对决，以华为技术有限公司带领5G走入大众视野而暂告一段落。作为最新一代的蜂窝移动通信技术，5G具有高速率、低时延、广连接等优势。因此，5G通信技术一出现，迅速成为当今社会探索的热点。伴随5G＋话题的火速升温，针对5G＋的应用研究在各个行业呈井喷式发展，互联网＋迅速被5G＋取代。互联网＋医疗逐渐演变成为5G＋智慧医疗，这是目前医疗保健发展的一个新的方向标。医疗保健行业在与互联网运营商、信息设备商的通力合作下，在从传统医疗保健经过互联网＋医疗至5G＋智慧医疗的转变过程中，逐步探索出更好、更方便、更快捷的实现个性化的医疗保健模式，从而达到满足用户的需求的目的。

随着5G通信技术的发展和研究人员对5G＋智慧医疗的深入探索，低能耗、低比特率的医疗健康监测设备、临床可穿戴设备和远程传感器慢慢地出现在用户的世界里，数以万计的医疗保健设备构成大规模医疗物联网生态系统。医护人员可以通过健康数据的大规模采集和分析，配合云端智能平台深度学习、集中健康数据，更广泛地向用户提供自动医疗服务，使得未来能为人人都提供更方便、更贴心的个人专属健康服务，可以随时随地对用户进行全身扫描，并将得出的数据结合云计算、大数据和AI进行智能化分析，分析后给出结论及相关的健康建议，从而使用户尽早发现病情，找出损害身体的危险因素，尽早预防和治疗。

此外，通过个人专属健康服务，用户还可以单独与远程医疗专家进行沟通，这样既保护了隐私，又可随时随地享受医疗服务。对一些特殊疾病患者，如恶性传染病患者或一些偏远地区的患者，一方面，可穿戴设备可以实时跟踪病患的身体状况，给予病患"贴身医护"，让病患尤其是免疫力低的老人和小孩少遭甚至免遭磨难；另一方面，可以及时响应紧急病况，隔离病患，减少病患与他人的接触，从传播途径上抑制细菌、病毒的传播，保护易感人群，从各个方面提高医疗资源利用率和医护工作者的工作效率。

另外，健康人群也可以利用可穿戴设备来检测自己的饮食和健身状况，所对应的医学营养专家与运动康复医师根据用户完整的健康报告，形成个性化的保健计划，让用户的生活更健康。

通过5G的赋能，可穿戴设备将捕获的用户生命体征通过5G技术迅速、精准地传输至中心监控室，专业的医护人员对相关指标进行筛查，及时给予干预，实现全民健康监控，弥合了地理鸿沟，为用户提供了全天候的护理服务，节省了用户的时间和精力，为用户打造了快速、便捷的绿色通道，使得医疗保健更加趋于个性化，为医疗保健行业带来了革新。

（二）个人健康档案管理

个人健康档案记录一个人从出生到死去各个生长时期最基本的身体状况。它涵盖一个人疾病的发生、发展、治疗及转归的全过程，具有连续、动态且全面的特点。个人健康档案的存在，一方面，可以警示自己，让自己认识到危及自身健康的不利因素，改进健康行为（改变不合理的饮食习惯和不良的生活习惯），采取针对性的干预措施；另一方面，在患病或者紧急时刻，能够第一时间为医护人员提供核心信息，使其更好地了解患者的健康状况，以便更好地为患者进行诊断、治疗。因此一份全面翔实的个人健康档案在个人医疗保健中发挥着不可或缺的作用。相关研究显示：糖尿病患者自我管理水平与其血糖控制效果呈正相关关系，个人健康档案管理对糖尿病患者生活质量的提高有积极作用，改善其管理效果可减少或者延缓糖尿病并发症的发生、加重。因此，对个人健康档案进行管理是非常有必要的（图2-8）。

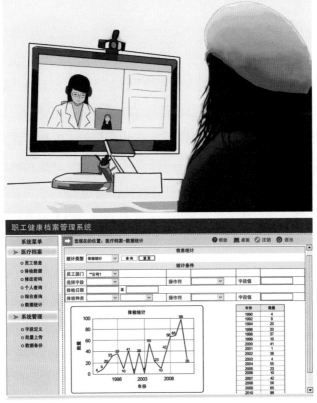

图2-8　个人健康档案管理

然而，对个人健康档案的管理却不是一件容易的事情，主要体现在以下几个方面。①建立个人健康档案，需要卫生健康档案管理人员收集相关资料，对收集得来的资料进行整理、统计、分析之后归档，工程量巨大。②建立个人健康档案，需要对一个人的身体状况进行实时追踪，记录一切与身心健康相关的行为，这就需要卫生健康档案管理中心有充足的经费以及配备相应的设备设施。③个人健康档案记录的信息全面翔实且需对个人生活习惯及位置进行实时追踪，可能会涉及大量的个人隐私，所以档案的安全性和隐秘性极其重要。④针对个人健康档案的检索和使用，还应建立相应的快捷、简便、安全的使用通道。

　　一直以来，与个人档案相关的文件绝大部分都是纸质版。然而，目前部分档案的管理已由传统的纸质版转向电子版。这是因为传统的纸质版档案不仅需要耗费大量人力对各种信息进行整理，还需要花费大量时间去查询和担心档案的空间储存问题，档案使用过程中的磨损、老化问题以及存储过程中的"三防"问题。随着信息化技术对人类生活的逐渐渗透，个人健康档案也逐渐变得信息化。信息化的档案不仅省时、省力，方便保存，而且可快速调用、查看，在节省了人力、物力的同时，促进了医疗保健服务的进步。个人健康档案信息化、计算机系统管理化是必然趋势，是让医患快捷使用个人健康档案的必然途径。

　　与纸质版个人健康档案相比，信息化的电子版个人健康档案（图2-9）的优势主要体现在以下几个方面。①存储简便。它将纸质版个人健康档案记载的各项内容录入电脑，并传输、储存至云端，这不仅使其管理信息化、系统化，有效解决了纸质档案保存空间不足的问题，而且可以永久保存，有针对性地解决了纸质档案使用过程中纸张的磨损、老化等问题。②传递速度快。电子档案信息是以数字代码形式存储于特定介质上的，编码和解码过程均可由网络终端完成。因此，电子档案信息的传播不受时间、空间、载体的限制，用户可通过任何一个网络终端读取储存的档案信息，有效避免了纸质档案存储的唯一、无法及时高效获得的问题。③表达形式多样。电子档案可通过音频、视频来记录个人档案信息，可更加生动、形象地再现记录内容的全貌，使得档案形式不拘泥于文字，更加多样化。④查询利用简便。信息化的个人档案在输入电脑后，将会以数据代码的形式被统一存放在云端，通过计算机的轮排检索索引技术可以快速、准确地完成对相关信息的检索，并可以通过输出设备进行打印，方便利用。

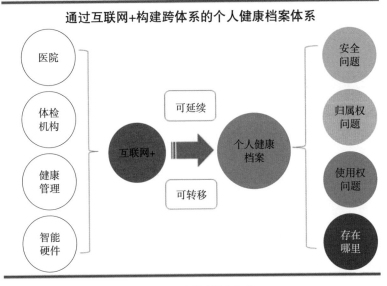

图2-9 个人健康档案体系

当然，凡事都有两面性，电子版个人健康档案也有其不足之处。除私密性堪忧外，电子版个人健康档案深受网络覆盖面积和传输速度的影响。在生命健康受到威胁时，想必不会有人愿意看到"正在加载中，请稍后"的回复。随着5G时代的到来，这一问题将得到极大的改善。5G给我们的生活带来了极大的便利，在个人健康档案管理方面也不例外。例如：电子版个人健康档案包括的内容很多，如文字、图片、音频、视频等，这些内容均需要信息化管理，其传输过程需花费大量的等待时间。通过拥有高速率、低时延、广连接等优势的5G赋能，这一过程会在很短的时间内完成，这进一步提高了相关人员的工作效率。此外，当出现某些紧急情况时，医务人员能快速地给予针对性的干预措施，还可以通过5G技术为用户统一定制App，无须刻意关心，便能完整收集用户的相关信息，管理用户个人健康档案。

个人健康档案管理可在疾病干预、医疗保健指导以及健康风险评估等方面提供有针对性的保障，在最大程度协助用户获得医疗保健服务。通过对5G技术的进一步研究，由5G通信技术赋能，个人健康档案全面信息化将不再遥远。

（三）远程监护

20世纪50年代末，美国首先将双向电视系统应用于医疗领域。随着电子和通信技术的迅速发展，20世纪60年代初期，美国国家航空航天局建立远程医学试验台，采用微波技术和卫星等通信手段为宇航员提供远程监护服务，地面医学专家通过遥测连接宇航员的身体特征数据，探究太空失重环境下宇航员的生理健康状态。此后，美国、欧洲各国相继开展有关项目，大大推动了远程监护的发展（图2-10）。

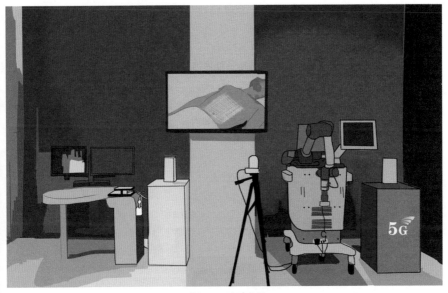

图2-10 远程监护

　　远程监护利用互联网技术，构建以患者为中心、基于危重病患的远程会诊和持续监护服务体系，其设计初衷是为了减少患者进医院和诊所的次数。远程监护一般包括三个部分：远端监护中心、远端监护设备和联系二者的通信网络。通过通信网络将远端的生理信息和医学信号传送到远端监护中心进行分析并给出诊断意见。5G具备低时延和精准定位的能力，能通过可穿戴监护设备持续上报患者位置，同时采集、处理和计算生命体征信息，并将信息传输到远端监控中心供医护人员根据患者的生理状态及时做出病情判断和处理。此外，对老人、慢性病患者、新生儿和ICU（intensive care unit，重病加强护理病房）重症病人的远程监护可以为这些群体提供及时的健康监控和医疗干预，大幅度提高他们的健康水平和生活质量（图2-11）。

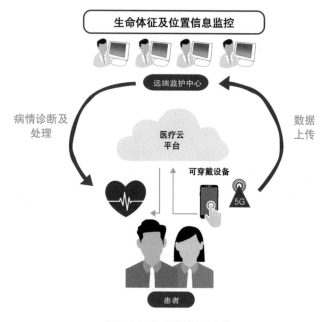

图2-11　远程监护方案架构

1. 心电远程监护

心律监护是远程监护的主要应用。心脏病的突发性和高危性等发病特点决定了对心脏病患者监护的高要求，常规心电图检查和入院重症监护等操作远远满足不了心脏病患者的监护需求。

1903年，荷兰生理学家爱因托芬（Einthoven）首次使用电话线，将心电信号传送到1 500m外的地方。1960年美国海岛诊所的医师采用电话心电图技术，将海岛上病人的心电图通过电话传送到大陆，获得诊断和咨询。随后，丹尼尔的心脏医疗公司为电话心电远程监护中心站和康复中心等院外心电监护机构提供了技术支持。

常用的心电图远程监护系统由病人端心电图监测设备、远程医疗监护中心以及二者之间的通信连接构成。目前市面上病人端心电图监测设备有心电图短时记录仪、智能化心电监护设备等产品。其中智能化心电监护设备采用无线电长时间实时监护心电图，具有心电图长时间记录及自动传送等功能，当监测到的异常心电图超过报警阈值时，其可以自动将当时的心电图实时传送给医疗中心报警，适合心脏病患者在家中使用。

自2000年起，我们进入了以无线网络为主的远程心电监护新阶段，即由手机远程心电监护发展到网络系统远程心电监护。到2011年，云计算和大数据的迅猛发展使单纯的心电监护扩展到血压、血氧、呼吸等联合远程监护。网络系统远程监护技术正构建出一个心脏监护地球村，只要存在网络就可以随时随地进行远程心脏监护。利用手机心电、心电血压监护腕表等监护设备，病人及其家属可在家中自行监护，居民小区和社区卫生服务中心也可以提供远程心脏监护服务，让病人得到专业医生的诊断、治疗，一旦发生危急情况病人也能得到及时抢救。随着5G时代的到来，我国心电和血压等远程心脏监护技术驶入了互联网发展的快车道。5G的上行速率约是4G的14倍，下行速率约是4G的15倍，网络的综合性能是4G的100倍，时延达到毫秒级，这让未来整个远程监护运行过程都非常流畅。

2. 远程胎儿监护

女性从备孕开始到足月妊娠，分娩出一个身体健康且智力发育优异的新生儿，需要进行规律且及时的胎儿监护。通过胎儿监护，保护胎儿在整个妊娠期的正常生长发育，及时消除影响胎儿的不利因素，从而减少人类群体中不良性状的出现。由于需要进行多次检查，孕妇要经常往返于医院，这增加了孕妇及其家人的负担。

孕妇与胎儿接触是最直接且最亲密的，孕妇也是胎儿最有效的监护人，其能够在第一时间发现胎儿是否发生异常，所以孕妇在家庭的自我监护是预防发生母婴严重并发症，进一步提高围产保健质量的有效措施。目前，胎心监护已经成为胎儿监护的重要方法之一，是产科工作的必备手段。远程胎儿监护系统是一套基于无线网络的远程胎心率传输诊断系统，它的出现使孕妇可以不再为做胎心监护而往返于医院。

脐带受压、脐带绕颈、宫内窘迫、宫内缺氧和胎动功能异常等因素无时无刻不在威胁着胎儿的健康，医生需要进行胎心检查以便及时发现异常情况并做出处理，从而保证胎儿的健康，降低胎儿的死亡率。利用5G网络，孕妇在家中即可完成远程胎心监护，医生可以实时听到胎心音并和孕妇进行语音交流，指导孕妇找到最佳的胎心位置，将监护结果及时通知孕妇，同时进行保健指导（图2-12）。

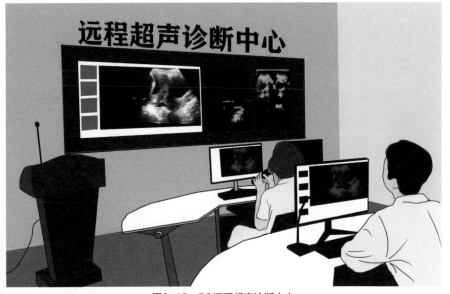

图2-12 5G远程超声诊断中心

（四）残障福音

对于在辅助性人工智能医疗应用，5G可以使其拥有更稳定的网络，为社会增添无限的可能。例如：Be My Eyes、Ariadne GPS等助盲App，通过语音地图，指导视力障碍人士独自外出，甚至驾驶汽车。在这种复杂的外部环境中，网络的不稳定和高时延都会导致定位降速，语音地图无法及时发出指令，视力障碍使用者便无法使用。当5G给予高速率、低时延的网络支持时，此类App即可进行及时定位并提供反馈，避免伤害的发生，更好地服务于残障人士。5G技术可借助大数据、云计算等帮助残障人士弥补视觉、听觉上的缺陷。如智能导盲头盔，是一款云端可穿戴设备，通过完善云端视觉呈现，以头盔的形态为视力障碍人士提供高精准实时定位导航、路径规划和避障等服务。而其人脸识别、情景识别、物体识别和图像分类等领先的混合智能服务，可以帮助视力障碍人士全面缓解社交障碍。智能导盲头盔依靠云端的智能技术，通过语音命令、视频采集、上传云端来帮助视力障碍人士进行物体和声音的识别，从而弥补视力障碍人士身体上的缺陷。

未来，人工智能在医疗服务上的应用也将扩展到会手语的机械手臂、AI仿生假肢等，其本质是帮助残障人士跨越现实的障碍。然而，AI产品在增强残障人士的现实体验时，需要依赖大量数据的支撑以及数据的实时传导。机械手臂或AI仿生假肢可以布局更多的微型感受器，加上大量数据的支撑；5G提供高速稳定的数据传输，可以使其实现更精细的动作。当AI和5G相结合，凭借两者的强大功能，医疗产品所提供的服务也将更加智能和高效。高灵敏度的机械手臂可辅助骨科术后患者的肌力恢复和帕金森病患者精细化动作的康复锻炼，可有效提升患者的生活自理能力。此外，在智能假肢领域，随着材料及结构处理技术的不断改进，假肢的灵活度和协调性大大增加。但是，在假肢的控制方面，现有的智能假肢处理器仍实行系统控制，对周围环境进行简单识别和处理。新的理论指出：将脑电波以电信号方式传导至假肢处理器，可实现使用者对假肢的自主调控，从而使残障人士更加自如地应对周围的复杂环境。5G传感器在仿生假肢上的高密度布局，为实现脑电波自如地调控假肢提供了可能。5G＋AI仿生假肢也可实现更精细的动作，这将大大改善残障人士的生活质量，构建更加健康、和谐的社会。

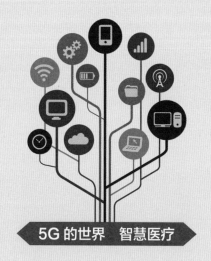

5G 的世界　智慧医疗

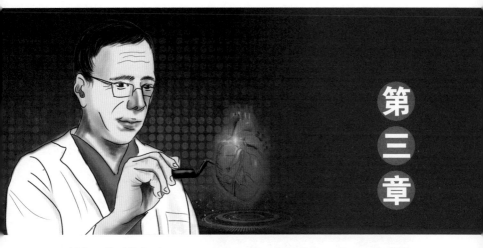

第三章

健康随行：医疗养护上层楼

随着社会的不断发展，人们对于自身健康管理的意识逐渐加强，从以前的有病才到医院治，变成如今的时刻锻炼、预防，定期去医院体检。健康管理这个观念正逐渐植入每个人心中。伴随着5G技术的正式商用，个人的健康管理和医疗服务又将登上一个新的台阶，现在不仅有先进的仪器设备实时监测人们的健康信息，还有顶尖的智能算法帮助医生完成更精确的诊断。未来医疗健康领域必将充分整合和运用互联网＋、大数据、人工智能等前沿技术，通过以5G技术为中心的产品为大家打造新的健康卫士。通过5G网络，建构从健康到生病、从医院到家庭、从医生到患者的顺畅无碍的连接通道。下面就简单为大家介绍一些被5G赋予新动能的实例。

一、5G支持下的智能终端

一般而言，智能终端是一类嵌入式计算机系统设备，因此其体系结构框架与嵌入式系统结构是一致的。同时，智能终端作为嵌入式系统的一个应用方向，其应用场景设定较为明确。因此，其体系结构比普通嵌入式系统结构更加明确，粒度更细，且拥有一些自身的特点。

近年来在医疗健康领域，很多传统医疗器械公司选择以合作或者自主研发的方式，对新型的家庭健康智能终端进行尝试，但是受限于技术以及市场没有完全打开等问题，这些尝试都没有取得很好的进展。5G技术的正式商用，为新型健康智能终端设备的开发带来了契机。5G的超高传输速率可以促进健康智能终端的软硬件的有效串联，形成健康物联网。云端大数据和人工智能的加入，更为数据的存储和软件的开发提供了便利条件，下面就介绍几款时下比较有代表性的健康智能终端。

（一）智能手表、手环

智能手表（图3-1）和手环是智能穿戴设备大家庭的成员，智能穿戴设备是应用可穿戴技术对日常穿戴进行智能化设计，开发出的可穿戴设备的总称。

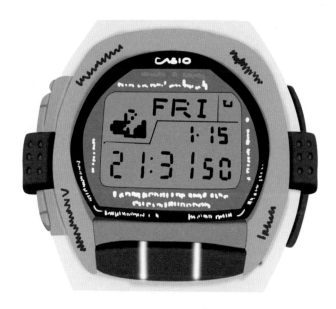

图3-1 智能手表

早期的智能手表产品只是一个辅助的计时工具，具备简单的计算功能。到了1994年，卡西欧推出了一款型号为VivCel VCL-

100的手表，该款手表能够监测手机来电，并且通过振动提醒用户，将腕带设备与手机更紧密地联系在一起。2000—2011年，对智能设备的探索和改良从未停止过，但智能设备因为体积大、扩展性低、功耗高等种种原因降低了其实用性而销量不佳。2012年，一款名为Pebble的变革性产品出现了，其拥有时尚的设计，可以与iOS和Andriod系统兼容，具有丰富的应用和良好的扩展能力，为通过移动设备实施健康管理打下了基础，其销量很快就突破了100万只，从而引起了广泛关注。2014年Apple Watch的成功推出，将腕带式智能设备推向新高潮，同时也将其与手机牢牢地绑定在一起。目前，大多数智能手表都支持用户自由添加和删除App以实现更多功能。

与智能手表相比，智能手环起步就晚了很多，而且一开始智能手环的定位就是小型化、轻量化和经济实用。智能手环出现的初衷就是为了检测用户的状态，刚开始其功能不多，只能简单地记录运动情况和饮食情况。直至2011年，Jawbone推出了"UP一代"腕带，这是第一次出现能够监测睡眠质量的腕带，虽让人眼前一亮，但还是难以打破手环只是个计步器的桎梏。到了2013年，随着移动通信以及互联网的飞速发展，Fitbit发布了他们的第一款智能手环，这款智能手环除了添加了更多的传感器，让其能够监测6项身体相关数据外，还创新性地开发了智能手环的社交属性，即通过配套App实现了数据的分享功能，让用户有了新的群体体验。然而，受硬件和软件的技术限制，如今智能手环功能的开发已到达了瓶颈期，腕带式智能穿戴设备未来的发展方向，一直是各大公司不断探索的内容。

随着民众对自身进行健康管理的意识逐渐加强，以及在5G技术的推动下，对大数据、云端、人工智能等前沿技术的整合和应用不断深入，每个人的长期健康数据必将被纳入新的医疗健康管理模式，从而成为个人健康管理的新卫士。例如：可对用户长期的健康数据如心率、血压、体温、睡眠时间、睡眠质量等进行动态监测，通过大数据分析，为用户的健康管理指明方向，甚至起到一定的预测作用。动态实时监测还能在关键时刻及时联系患者的亲属以便送患者就医。用户也可通过连接云端大数据定期生成健康分析报告。在患者就医时，这些健康数据可帮助医生更好地了解患者近期身体的健康状况。健康数据不仅有利于医生对患者做出更精准的诊断，给出更完善的治疗方案，还能够为研究一些疾病的发生和发展起到作用。

同时，5G技术起到的桥梁作用，还将直接推动智能穿戴设备的软硬件升级。以心率监测功能为例，目前的智能手环普遍应用光电容积脉搏波描记法（photo plethysmography，PPG）进行心率监测，通过相关实验可以得出，在静止状态下的监测结果相对符合实际。但是到了运动状态，多款可穿戴智能手环的数值就出现了一定的浮动。智能手环还有睡眠监测的功能，其原理是通过体动记录仪监测微小运动来分析睡眠状态，根据用户睡眠时手腕的动作幅度和频率来衡量睡眠质量以及判断用户是处于清醒、浅度睡眠还是深度睡眠状态。

然而，无论是心率监测还是睡眠监测等功能，在进行健康数据反馈的过程中都需要依靠智能穿戴设备的预设参数，一旦监测数据与预设数据相匹配，则达到了相应功能的触发条件，智能手环就会对用户目前的状态做出判断。由此得出，想要做到更准确判断的关键是参数设定，而参数的来源还有赖于对大数据的进一步研究和分析。

当前的数据传输条件下，用户的健康数据、云端健康大数据以及医疗机构的医疗数据相对孤立，用户与医疗机构之间难以形成良好的对照和直接的交互模式。受制于体量大、传输速度慢、传输端口单一、不畅通、数据应用与分析方法待开发等问题，软硬件的维护和升级依旧处在缓慢的摸索阶段，而对突发情况的预防和处理相对薄弱。随着5G时代的到来，超高的传输速率和极低的时延必将击穿交互的壁垒，同时，冲击现有芯片和软件市场，带动一系列软硬件方面的升级，使得智能穿戴设备可以做到及时反馈和调整。不仅如此，以5G为纽带，一些传统的智能穿戴设备必将焕发新的生命力，与其他智能设备一起形成一个新的健康网络，为推动新型的医疗健康模式做出贡献。

（二）智能药箱

20世纪90年代，相关专家在荷兰召开的第一次老人福祉科技国际研讨会上提出了老人福祉科技（gernotechnology）这一概念，旨在通过科技围绕高龄者的实际需要来改善其生活环境和体验。由于老年人数量的逐年增多，且大多数老年人患有慢性疾病，对药物的需求必不可少，存放药物的药箱成为越来越多家庭的常备物品。当前人们使用药箱仅仅是为了药物的集中收纳和方便存取。一个普通药箱即可满足大多数家庭的需求。考虑到多数老年人需要服用保健品或是药物，但是他们由于记忆力减退，常常不能按时、规律地服用，少数情况下，儿童也可能出现误服药物的情况，因此，智能药箱应运而生。早期的智能药箱针对上述问题仅仅只具备安全锁和定时服药提醒等简单的功能，目前市面上也大多是此类产品。然而随着科技的进步，新的医疗健康智能终端已不再局限于医院，更多的是完成对健康人群的监测以及对家庭的覆盖。智能药箱作为个人健康管理物联网中重要的一环，将会逐渐出现在人们的生活当中。5G和互联网技术的加持，让家中的药箱"活"了过来。在以后的发展过程中，配合配套软件以及技术革新，以下这些特色功能将成为智能药箱的发展方向。

1. 智能提醒

智能药箱除了提醒服药的时间外，还会提醒需要服用药物的种类和数量以及药物的存储情况。例如：哪些药物紧缺、哪些药物即将超过保质期等信息都能在智能终端处得到及时记录和呈现。针对患有心脑血管疾病的老年人和其他有长期服药需求的人群，量身定制服药计划，定期对患者的服药方案进行调整并给出建议，这些功能还有赖于5G和大数据以及云计算等模块的进一步整合。智能终端配合5G技术连接云端数据，通过新的算法和用户的个人健康数据形成良好的交互，为健康增添新保障。

2. 监护人系统

针对那些工作繁忙又十分牵挂家中父母健康情况的人群，智能药箱还可以作为连接家庭成员的亲情桥梁。有了5G之后，通过配套的App，子女可将自己的手机与家中父母的智能药箱相连接，更加便捷地监护父母服药，同时可以随时随地关注家中父母的服药情况。如果父母未按时服药，子女还会得到及时的反馈。

通过配套的App定期生成的服药记录，也可储存在云数据中，方便随时调阅，为后续服药方案的调整提供依据。此外，智能药箱还具有一键呼叫功能，在老年人遇到紧急情况之时，生命体征的急剧改变可以第一时间激活药箱，给家人拨打电话或发送急救信息，为抢救生命争取更多的时间。

3. 远程医疗

随着5G技术的出现，超高的速率以及超低的时延为远程会诊提供了便利。智能药箱通过配套的App，使老年人足不出户也能用手机或电脑连接医院，享受定期远程会诊或者远程医疗咨询的服务，这既有利于及时发现自身的健康问题，同时又节省了去医院看病的路程和挂号的时间。这也让人们能充分享受5G下的远程医疗带来的便利。

（三）智能血压计

智能血压计与传统血压计的区别在于智能血压计能够运用多种传输手段，如蓝牙、USB（universal serial bus，通用串行总线）、GPRS（general packet radio service，通用分组无线业务）等，将测量得到的血压数据上传到云端，实时或自动定时测量并记录用户的血压值，结合大数据分析血压变化情况，及时对高龄用户的血压数据进行检测、预警和分析。

目前，大多数智能血压计有很多其他功能，如提醒服药、提醒锻炼功能，让用户不再忘记按时吃药。有些还提供健康咨询服务，用户可以在智能血压计配套的软件中进行健康咨询等。部分功能与其他智能终端产品类似，不过智能血压计的最大优势在于能对用户血压进行准确测量，家中常备是非常不错的选择。另外，上传到云端的历史数据，可以为用户建立永久的健康档案，在以后的就医过程中，可以导出用户的健康及疾病状况数据进行分析、统计、报告，为医生制订诊疗方案提供参考。运用智能血压计可以即时了解和跟踪用户的健康状况，进行疾病预控，也有助于实现健康与疾病智慧医疗管理的新模式。

（四）急救车

"患者疑似脾破裂，胸腔也有积液……"

"已收到患者的实时数据，马上准备手术。"

这是来自重庆的一辆模拟执行急救任务的5G救护车和医院控制中心之间的对话。在医院的控制中心，专家根据急救车中患者的情况进行急救远程指导，并火速安排后续工作，为抢救生命争取宝贵的时间。5G用自己高速率、低时延、广连接和良好的稳定性的技术优势，为抢救生命铺设了一条高速公路（摘自中国新闻网）。

自2019年下半年开始，国内已有多个省市的多家医院和通信公司合作，将5G技术运用在急救车上（图3-2）。现阶段的5G急救车能够做到将患者的基本情况和数据实时传回医院。而在今后的发展当中，医院和通信公司将以5G急救车为基础，配合人工智能、AR/VR等应用，打造全方位医疗急救体系。当急救病人上了5G急救车后，随车医生可以利用5G医疗设备第一时间完成验血、心电图、超声等一系列检查，并通过5G网络将医学影像、病人体征、病情记录等更多的信息实时回传到医院。在医院控制中心的专家也可以通过使用AR/VR设备对危重患者进行"现场"指导抢救，并全方位了解患者的详细情况，以备快速制订抢救方案，提前进行术前准备，让患者从上救护车那一刻起就相当于入院，实现院外、院内无缝联动，大大缩短抢救响应时间，为患者争取更大生机。

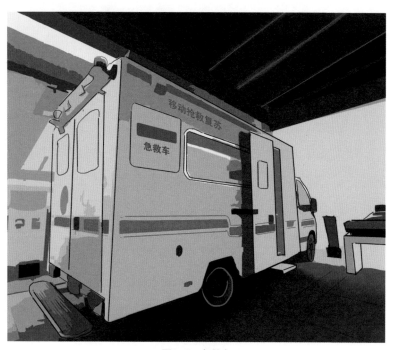

图3-2　急救车

二、5G驱动的AR/VR技术应用

增强现实（augmented reality，AR）技术的诞生最早可以追溯到20世纪50—60年代，主体通过应用多媒体、三维建模、实时跟踪及注册、智能交互、传感等多种技术手段，对已知的真实环境的信息进行三维注册后，将计算机生成的文字、图像、三维模型、音乐、视频等虚拟信息融合到真实世界中，两种信息互为补充，从而实现对真实世界的"增强"以达到用户加深对真实世界认识的目的。

虚拟现实（vittual reality，VR）这一概念是在20世纪80年代提出的，指的是利用计算机、多种传感器以及图像显示技术来实现人机交互的技术，是一种计算机交互、图像计算、人工智能以及传感技术等多个领域交叉结合的产物。VR具有临境性、交互性、想象性这三个主要特征，能够让使用者通过电子元器件获得多感官的沉浸式体验。

AR和VR在当今是炙手可热的两大热门技术，但人们很早就已经开启了对其在医疗领域的探索。1989年，美国国立图书馆发起"数字化人体工程计划"，提出实现人体全方位的数字化、可视化。2006年，在国家863计划项目的支持和钟世镇院士的带领下，中国完成了"中国数字人男1号"，成为继美国和韩国之后第三个拥有数字人的国家，这为后面数字医学的发展和AR/VR技术的应用打下了基础。近几年随着科技的进步，关于AR/VR技术在医疗方面的尝试和应用也越来越多。2018年11月，西安儿童医院顺利完成国内首例AR辅助儿童颅内血管畸形切除手术。

在5G正式商用的前夕，上海瑞金医院的普外科主任郑民华和他的团队完成了国内首次5G＋VR手术直播。2020年是真正意义上的5G元年，这一年5G的正式商用，为AR/VR技术的应用提供了超高的传输速率、超低的时延、可以应对更大的数据体量，让我们一起了解一些未来可能应用在医疗健康领域的革新吧。

1. 基于AR/VR的虚拟教学平台

斯坦福VR医疗研究院主任Walter Greenleaf是将虚拟现实技术应用于医疗的全球开创者之一。作为业内权威，他认为VR与医疗的结合可以体现在医疗培训、临床诊疗、医学干预、健康保健这四个方面。下面将从以下几个实例，浅谈基于AR/VR的虚拟教学平台。

医学院校总体上面临着学生增多、医学培训资源相对缺乏的问题。作为培养生命工程师的摇篮，提升其教学质量至关重要。对于医疗机构来说，在临床上，低年资医生是每个医院的后备力量，往往需要通过接触临床病例完成大量的积累，才能在将来独当一面。AR/VR技术和5G技术的普及和应用，将为这些问题提供新的解决方案。

（1）实验课。以人体解剖实验课为例，人体解剖是医学生必学的入门基础课程，是走进医学世界的钥匙。受限于大体标本的数量，在教学过程中标本和学生之间往往是一对多甚至是多对多的局面，标本仅仅只能支持学生进行简单了解和探查。再加上课程时间有限，部分学生在课堂上往往还没有形成系统的认识课程就已经结束；由于缺乏动手的过程，学生也很难在短时间内形成深刻的记忆。采用AR/VR技术，可以帮助学生实现一对一的学习模式，学生通过对标本的分解、触摸形成多维认知，加深记忆的同时，也有利于避免大体标本的损耗。因为人体解剖结构十分复杂，蕴含非常庞大的数据量，加之AR/VR设备目前十分昂贵，所以目前很多公司对学校提出的方案是建设单独的AR/VR教室（图3-3）。

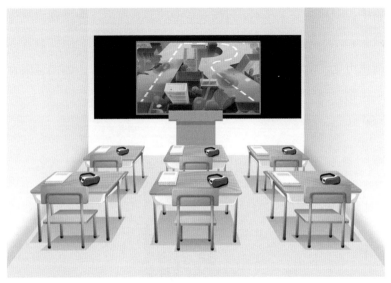

图3-3　VR教室

在5G覆盖后，大体量数据传输更为简便，以方便数据获取和更新升级。随着AR/VR设备逐渐普及，未来高校有望实现学生在校园内随时随地地进行学习。

（2）理论课。医学生们大多数时间都只是局限于书本的学习，看到的都是平面的东西，缺少立体的概念，无法产生互动，单一的文字形式也不易激发学生的兴趣。运用AR/VR技术，则可以将部分内容直接展现（图3-4），如可以让医学生们在虚拟场景里熟悉医院的整个手术流程，也可以对相对复杂的结构和器官进行可分解的全面展示，帮助医学生们更快地掌握解剖结构关系。另外，运用AR/VR技术还可以降低教学成本。人民卫生出版社分别在其于2016年和2018年出版发行的《3D系统解剖学》和第九版医学教材当中融入了AR/VR的元素，其中在第九版医学教材中，利用相关手机App扫描书本中的器官图后，会呈现出立体效果：原本的平面黑白图被转换成立体的三维彩图，毛细血管等清晰可见，学生只要变换角度就能够分辨各处结构，如同亲眼看见实物。

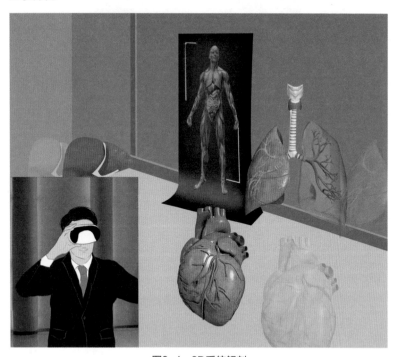

图3-4　3D系统解剖

（3）临床诊疗。AR/VR技术可以帮助医院的低年资医生理解各类手术的操作路径，快速提升低年资医生的手术技巧。可以将AR/VR技术与5G技术相结合，分享优秀的手术案例。专家也可以通过AR/VR技术进行远程操作，不过远程手术对于检测技术有较高要求，需要实时反馈，不同的手术需要的反馈形式也不同，但都需要5G技术提供超低时延，以此来消除现有远程检测的医生和患者之间的物理距离，实现千里之外的实时检测，为手术提供有力保障。

2. VR病房探视

VR病房探视属于VR技术在远距离通信和交互方面的一个应用。对于因各种原因而不能去患者病房探视，或者患者本身对治疗环境要求较高，不支持近距离探视的情况来说，VR病房探视是一个优质的解决方案。目前部分医院虽然已率先进行了VR病房探视的尝试，但受限于传输速度并未获得良好的体验。随着VR设备的普及和5G技术的应用，这种新的探视模式将逐渐成为主流。VR病房探视在打破区域限制的同时还能为患者及其亲属节省时间和不必要的开支，并且有利于提升患者的环境体验。患者和探视者之间可通过佩戴VR设备进行交流，使双方拥有"身临其境"般的体验，这也体现了现代医疗的人文关怀。

2019年5月，济南市妇幼保健院和四川大学华西第二医院率先开放了5G＋VR的新生儿探视系统。全国的多家医院也紧随其后，赶在2020年到来之前，相继开放了类似的探视系统。可以预见的是，5G正式商用之后，这种新型探视系统的应用前景将更加广阔。

三、5G+AI诊断，5G急你所急

AI指的是用于模拟和延伸人的智能的理论、方法、技术及应用系统。其首次提出还要追溯到1956年，麦卡赛、明斯基等一批年轻科学家在一起共同探讨关于如何用机器模拟智能的问题时，提出人工智能这一术语。1997年超级计算机"深蓝"凭借着每秒113.8亿次浮点运算击败了国际象棋世界冠军卡斯特洛夫，在展示出计算机超强运算能力的同时，也让当时的人们更加憧憬未来的人工智能。直到几年前，经过了漫长的积累，人工智能终于迎来了属于自己的发展。隶属于谷歌（Google）旗下DeepMind公司的戴密斯·哈萨比斯团队，开发了一款名为AlphaGo的深度学习人工智能围棋程序。该程序于2016年以4：1的总比分击败围棋世界冠军、职业九段选手李世石后，又在2017年再次以3：0的总比分击败了当时世界排名第一的围棋选手柯洁。人工智能一时间名声大噪，再次受到世界瞩目。

近年来，人工智能在各个领域都有发展，在医学领域当然也不例外，尤其是在疾病的诊断方面已经取得了初步的成果。有了5G技术的加持，5G＋AI诊断一定能够大展拳脚。下面就让我们一起看看，在诊断疾病方面，人工智能都能做些什么吧。

（一）智能诊断皮肤疾病

我们常说对于疾病要早发现、早诊断、早治疗，但很多疾病在初期往往发病隐匿，而且特征不明显，辨识度不高，容易被忽视。一方面，疾病在初期症状较轻，再加上很多患者存在轻视心理，而且前往医院看病比较费时间，致使患者不愿去医院看病，这样就容易忽略疾病；另一方面，医院每天接诊患者量大，医生工作负荷高，也存在漏诊和错诊的可能。这两方面因素成为患者早期诊断疾病的阻碍。就拿皮肤病来说，据统计，美国每年有约540万例皮肤肿瘤的新增病例，其中恶性肿瘤占据了20%。黑色素瘤算是让人闻之色变的一种疾病了，尽管黑色素瘤在皮肤的恶性肿瘤中发病比例较低，仅占5%，却与75%的皮肤病死亡病例相关，也就是说每年仍有10 000例以上的皮肤病患者死于黑色素瘤。如果能早期诊断，患者的5年生存率可达99%以上，而晚期患者的5年生存率骤降为14%。那么问题来了，早期黑色素瘤的形态看起来与"痣"相似，又不伴有明显症状，如何尽早诊断呢？目前，利用人工智能算法，如疾病分类和个体映射方法构建深度学习网络，医生和患者可以通过图片主动跟踪皮肤病变并发现早期癌症。

在早期的尝试中，计算机辅助皮肤病诊断及分类工作由于数据不足和数据无法标准化等条件限制，无法达到医生的诊断水平，而传统的皮肤镜检查是通过专门的光学仪器获取图像，组织病理学图像是通过侵入性活检和显微镜检查获取，这些获取图像的方法都需要通过专业的设备采集，不利于辅助诊断系统的大范围推广和应用。所以如果能有一种利用普通图像实现辅助诊断的方法，那么这种方法将对皮肤病的辅助诊断有重大意义。但是，又有变焦、角度及光照等可变因素对辅助系统的稳定性、精准度造成极大的挑战。所以，部分学者寄希望于人工智能辅助诊断，想使其成为一种利用大数据的训练克服数据可变性的方法。

很多现有的方法需要在分类诊断之前进行大量预处理、病变分割以及领域特定视觉特征的提取，对专业的操作有着极高的要求，而且数据量相对较少，通常只有大约1 000例病例，在数据的推广性上大打折扣。然而随着技术的发展和进步，新的技术与系统不需要手工标注，可直接利用一种网络对图像标签和原始像素进行训练，从而大大减少工作量。

现阶段，国内外已有多家机构与医院相互合作，为完善皮肤的AI诊断做进一步研究。5G技术的正式商用，进一步拓展了AI诊断的应用空间，更多的学者和研发人员以及商业机构聚焦于这一领域。5G的超高传输速度、超大容量以及数据更可靠的特性将为AI诊断走入千家万户大开方便之门。期待在不远的将来，人们仅仅需要传输一张照片就能完成对皮肤病的诊断。

2017年，斯坦福大学的Andre Esteva、Brett Kuprel、Roberto A Novoa、Sebastian Thrun等人采用深度卷积神经网络，研发皮肤智能辅助诊断系统。该系统利用129 450张皮肤图片和对应标签完成训练，覆盖了2 032种常见皮肤病。而诊断的标签是由皮肤病专家根据皮肤镜或者组织学图片的结果获取的。临床实验则是将AI的诊断结果与21名执业医师的诊断结果进行对比，AI诊断结果与医师诊断结果相差无几，甚至略优。

2019年，谷歌AI识别推出一种可以辅助诊断26种皮肤疾病的诊断系统，该系统的诊断准确率约为90%，堪比资深专家。

通过对3 750多例病例的汇总得出真实标签，AI对列表中排名为top 1和top 3的常见皮肤病的诊断准确率分别达71%和93%。

此外, 把AI与三类临床医生(皮肤科医生、全科医生和实习医师)诊断疾病的准确率进行比较可发现, AI诊断准确率达90%, 完全优于皮肤科医生75%、全科医生60%、实习医师55%的诊断准确率。

此外, 该系统还针对皮肤颜色进行了测试, 当检测对象为不同肤色人种时, AI对top 1常见皮肤病的诊断准确率为69%~72%, 对top 3常见皮肤病的诊断准确率为91%~94%, 因此, 该系统不会因为肤色的差别而进行误判。

(二)AI巧断眼疾病

眼睛是心灵的窗户, 也是人体最重要的感觉器官, 作为人们视觉系统的重要组成部分, 眼睛负责原始信息的获取和处理。世界卫生组织将眼睛的健康问题确定为人类生存质量的三大问题之一, 其重要性由此可见一斑。视力的好坏和眼睛的健康有着直接的关系, 对人们的生活以及工作质量有着实质性的影响。

极少数视力障碍是由先天原因引起的, 大多数的视力障碍是由后天的种种因素影响发展而来的, 这部分视力障碍是可以避免的。相关组织机构对35个国家的61项视力障碍数据的研究分析表明, 导致视力障碍的原因依次为未矫正的屈光不正、白内障和视网膜病变, 同时, 未矫正的屈光不正也是导致失明的第二大原因。近视就是屈光不正的一种, 患者的晶状体和角膜屈光力过强, 眼轴过长, 使光线成像于视网膜之前而导致人的近视力正常而远视力减退。近视初期放任不管极有可能发展为高度近视, 而高度近视极易带来严重的眼底改变, 进而转变为病理性近视而造成不可逆转的视力障碍甚至失明。

当前儿童的学习任务重、学习压力大，电子产品使用量增多导致用眼过度，以及不注意眼部卫生，都会是近视的潜在危险因素。目前的研究结果显示，近视和高度近视的患病率在全球范围内将显著增加，并且由于未矫正的近视造成的中度或重度视力障碍以及失明的人口总数将会随着人口老龄化加剧和世界人口增长而显著增加。其实多数眼底疾病都具有明显的治疗窗口期，及时的眼底疾病筛查可以有效减少不必要的视力丧失。针对近视的检查方法首先是基于屈光度的检测。目前对屈光度的传统检测大致分为两大类：客观检测和主观检测。客观检测不需要患者的反馈，是通过相关验光仪器和方法得出结果，例如用机器检测近视度数。而主观检测则是在患者的主观判断下通过相应验光仪器得出结果，例如医生通过视力表来测试患者大概的视力水平。这两种检测的方法都是在有合格的眼科医生以及验光仪器的情况下才能得出很好的结果。对于关心孩子的家长来说，如果可以有一种简便的方法，定期检查孩子的视力就会方便很多。

目前，国内有机构尝试引入机器学习方法，深入研究屈光度的自动预测和病理性近视的自动诊断，做到在不使用验光仪器的条件下即可对屈光度进行及时诊断，辅助医生做出有效的矫正或给出治疗处方，也可对病理性近视做到有效且及时的病情筛查，进而辅助医生对病人的眼底病变进行提前预防与控制，在一定情况下起到远程辅助医疗的作用。

在这里我们不妨设想一下，在不远的将来，人们是否可以通过5G和家用的VR设备完成这一检测呢？患者在家里通过佩戴式

VR设备，在医生的指导下模拟不同的场景，然后AI通过机器观察并记录患者的视网膜、晶状体以及眼底的变化，对未来眼睛屈光度的变化做出预测，并将有病变趋势的患者数据通过5G网络上传至云端，以便医生和患者长期观察患者病情，整个过程轻松愉快，在及时治疗患者疾病的同时也可为疾病的预防与治疗提供有力依据。

（三）精准分析脑部疾病

颅内肿瘤由于其肿瘤位置的特殊性，一直以来都是一种致死率极高的疾病。为了提高患者存活率及延长存活周期，放射科医生需根据颅内肿瘤患者的患病情况制订出个性化手术及治疗方案。一般而言，颅内肿瘤总体手术及治疗方案需根据患者所患颅内肿瘤的类型及级别进行个性化定制，因此这要求对颅内肿瘤进行早期精确的诊断。目前，颅内肿瘤的早期诊断结果及病灶位置均是放射科医生根据患者的医学影像手动分析得出的，然而一个出色的影像医生的培养和人工分析耗时耗力，并且人工分析严重依赖于放射科医生的个人经验，因此开发出一套能够辅助放射科医生分析肿瘤类型及病灶位置的颅内肿瘤自动诊断及病灶分割的AI系统就显得尤为重要。靶向药物是治疗肿瘤的方式之一，通常颅内肿瘤患者的基因缺陷需通过基因测序确定，但是因其成本高，目前大部分医院均不提供基因测序的检测方式。一般而言，基因决定性状，医学影像中的肿瘤性状是由基因缺陷决定的，同时影像学中颅内肿瘤的性状也能在一定程度上反映出基因缺陷，因此AI诊断系统不仅能够帮助医生诊断、提高效率，未来甚至有可能通过自动分析医学影像中的颅内肿瘤病灶区域来确定基因缺陷。

近年来，基于深度学习技术的医学影像辅助分析已经逐渐成为一个研究热点，越来越多的研究表明，相较于传统的人工分析方式，深度学习技术在模式识别、图像语义分割及特征表征等领域具有巨大的优势。深度学习技术一般通过深度神经网络，如卷积神经网络等，自动提取图像高级特征表征，并通过多级特征完成识别分类、预测回归、语义分割等任务。一般而言，结合GPU（graphics processing unit，图形处理器）加速技术的深度学习辅助分析工具，可以在1s内处理上万张图像，并通过多层神经网络提取肉眼无法观察到的细微图像特征，且随着处理病例的数量的增加，深度学习辅助分析的精度也有所提高。因此，相较于传统的低效率、低精度的人工分析方式，深度学习辅助分析工具具有效率高、精度高以及不依赖于放射科医生诊断经验的优点，这大大降低了影像科医生的工作量，提高了他们的工作效率。此外，深度学习技术还可以辅助放射科医生完成部分人工无法完成的任务，如图像补帧、三维重建等。

然而，如此精细、复杂的AI系统建立起来困难重重。AI系统担负着生命健康的重任，不仅需要更精细、准确的算法来减小误差，还要有足够的患者病例数据为其发展提供支持，同时要将这一过程反馈给科研人员，再进行系统的改进和修正。为了对抗病魔，这可以说是一场旷日持久的较量。目前的研究，多是通过医院与高校或者科研机构的相互合作进行的。然而，地域性和数据量的限制阻碍了研究的进程。如果研究能有足够的病例数量以及足够广的地域分布，则会达到事半功倍的效果。5G技术的正式商用，让这类研究看到了曙光。有了5G技术，多家医院和科研机构能在极短的时间内实现大数据量的交流，并且结合目前正在发展的云端存储技术，对疾病后续的进展进行跟踪，真正做到诊断、治疗、预后的全方位观察。

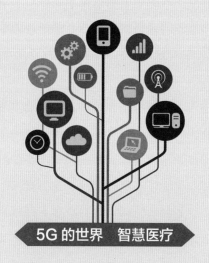

5G 的世界　智慧医疗

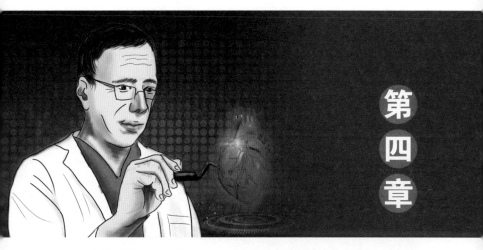

第四章

5G继往开来：未来医疗大不同

5G既是一座桥梁、一个平台，为在医疗健康领域串联并整合新技术、新方法、新模式提供路径和发挥的空间，同时又是催化剂，将科学家的诸多想法变得更有可能实现。可以说5G的到来必将在医疗健康领域掀起一场新的风暴，让人不禁对未来新的医疗健康模式充满期待。下面就简单地设想一下5G在医疗领域会带来怎样的变化吧。

一、患者名医天天见

1. 全息投影，新的医疗交互模式

　　相比于4G网络，5G网络不仅传输速率更高，而且在传输中呈现低时延、高可靠、低功耗的特点，能更好地支持物联网应用，全息投影技术便是受益者之一。随着投影技术的不断进步，全息投影逐渐进入了大众的视线，并逐渐被应用于诸多领域。全息投影技术为各行各业带来的改变是显而易见的，利用全息投影技术，餐饮行业将优雅的餐厅氛围与美食结合，营造视觉加味觉的双重变化；文化旅游行业布置难辨真假的新奇场景；教育行业构建出更为生动立体的多功能展厅；而医疗行业则通过对病体进行解析，呈现出甚至可以区分出血管的精细图像。

　　2012年，加拿大皇后大学人类媒体实验室研究员成功研发了一套名为TeleHuman的3D全息投影设备，该设备系统主要由一个1.8m高的内置3D投影机的圆筒和6个安装在圆筒顶部的自运动传感器组成。摄像头获取图像后，电脑根据图像计算制作出3D全息影像并将其呈现在圆筒上。该圆筒拥有360°视角，参与视频会议的人可以环绕圆筒行走。为展示该全息投影系统的交互性，研究者在TeleHuman上使用一款名叫BodiPod的应用，该应用能建立人体交互的3D解剖模型，通过简单的手势，能够进行剖开人的表皮观察肌肉、神经和骨骼结构等复杂操作。这无疑为医疗行业的教育乃至远程医疗手术操作等方面应用全息投影带来了希望。

随后，TeleHuman 2于2018年面世。相较于第一代，新产品可实现裸视和投影互动，不用再佩戴类似眼镜的设备。并且使用者在设备周围走动，还能看到不同角度的影像，是全球首个能够实现3D全息视讯会议的系统。

2013年，以色列RealViewIging研发了一套全息投影工艺以及界面系统，其与飞利浦健康合作，将3D全息投影与介入性心脏病结合在一起，为全息投影技术在医学领域的应用做出了十分有意义的尝试。通过源于康健系统的图像数据库，医生能够通过触控笔或者双手操作来直接控制影像，包括放大、缩小、标记、转圈，并且可以借助转型X射线探测仪与电脑相连，给出对应器官或者血管的清晰实时投影。"这个新系统可以提供人体解剖图，它很逼真。医生能直观地看到身体组织的一切，这包括器官所处的位置和人体运行的情况。有了它的帮助，你可以更好地进行手术，更好地了解身体结构。"以色列外科医生埃尔哈南·布鲁克海默如此说道。医生还可以通过该系统实现用现在的3D替代以前的2D来更清晰地观察和分析心脏，甚至穿透它，触碰它，观察它与周边组织的交互作用（图4-1）。埃尔哈南·布鲁克海默表示："有了这项新技术，手术的成功率将会得到很大提高。"

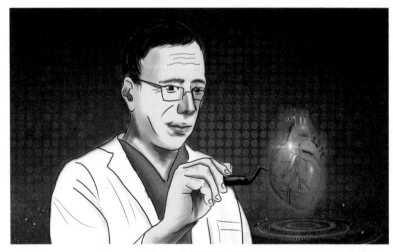

图4-1　全息投影心脏展示

　　全息投影技术除了可以减少医生的诊疗时间以及患者做检查时受到的辐射时长外，还可以将患者身体部位通过投影设备以悬浮的形式投影在特定位置。全息投影技术与医疗的结合系统相当于把一个可视的心脏放到了外科医生的手中，医生可以全方位、实时展示整个心脏的所有信息。3D全息投影系统能制造出真实影像，医生们不需要为此佩戴特制的眼镜，这种便利性与真实感让这一新技术在微创手术中也能大显身手。因为直到目前为止，绝大多数医疗辅助检查，诸如被广泛应用的CT、核磁共振等影像检查都只能给外科医生提供2D图像。除了在修复或替换心脏瓣膜的领域，诸多非可视化的微创操作如内镜探查、穿刺等，均有极大的应用前景。此外，在实际应用中，如检查血管、神经的空间关系时，全息投影技术有利于减少对器官或者血管的不必要的损伤。

　　然而，想要更好地满足临床的需要，还需要全息投影为医生提供更清晰的图像体验。人体的结构十分复杂，要想在将来实现远程会诊下的全息投影，高分辨率的仪器必不可少。而对于如此庞大的数据，如何实现存储和快速的传输也是目前面临的一大问题。

　　在过去的4G网络时代里，科技使我们可以实现在手机终端的即时视频通信，而5G网络身为新一代的移动通信网络，理论上传输速率可达10Gb/s，用户体验速率提升了10倍，让通话有了更多的可能。以此为基础，众多终端产业公司将出现如图4-2所示的情景，仅在科幻电影中出现的3D视频通话也将进入人们实际的日常工作和生活。

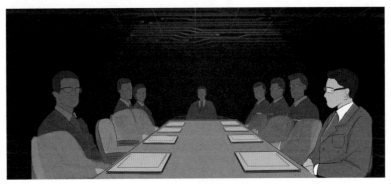

图4-2　全息投影视频会议

　　以OPPO为例，OPPO研发的基于5G网络的3D视频通话技术，希望充分利用5G网络的高速率、低时延、广连接等特性，支撑起3D大数据的传输，将传统的2D视频通话于3D立体的环境当中进一步展现，即我们所说的全息投影。

　　光结构与5G网络相结合的通信技术的高速发展势必将使人

们的生活产生翻天覆地的变化，体现为许多远在他乡的人们得以近距离地与自己的亲人进行面对面的视频通话，对于各行各业而言，更是有了身临其境般的会议体验。以医疗领域为例，视频会议传递的信息过少，故专家会诊往往需要医生实地参与对病人情况的采集与分析，而全息投影会议的到来或将使医生直接远程会诊。将病人的病况信息以3D立体投影的方式传递给与会专家，不仅减轻了医生的工作负担，更提高了医疗资源的利用率，让专家更为有效地为病人诊治。

2. 名医荟萃，大数据帮你把病瞧

目前，大多数医疗数据通常以实物形式存在，包括医疗记录、费用清单、医生书写的病历、处方以及影像资料等，仅在患者就医的医院会有电子版存档，一旦更换就医地点，患者就会有诸多不便。

随着人们生活水平与消费水平的提升以及医疗服务的逐渐完善，患者的个人医疗数据正快速地增长着，这也导致医疗数据的精简化、小型化成为必然需求。而随着科技的日新月异，强大的数据存储设备、计算机和互联网得到发展与普及，为海量的医疗数据存储提供了新的途径——电子数据化。

5G技术的发展则为医疗资源电子数据化带来了机遇，数据传输速度快为医疗数据共享提供了条件；储存容量较以往也得到了提升；传输安全性的提高为公民的个人隐私提供了安全保障；传输成本更低则保证了其推广与实施的可行性。

病历以及医学影像等医疗数据在不同程度上转化为数字，存储于电子设备中。移动互联网、大数据、云计算等领域的技术在

医疗领域的跨领域应用令新兴的技术和新的服务模式迅速渗透到医疗行业的各个方面（图4-3、图4-4）。

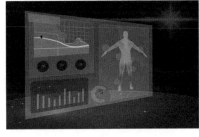 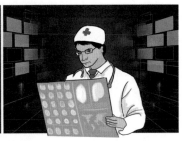

图4-3 数据化面板效果图　　　　图4-4 大数据看病假想图

在传统的医学诊断模式中，医生只能依靠采集到的有限的患者信息以及自身的经验和知识储备来诊断，这为临床诊断与决策带来了极大的局限性。如果将患者的医学影像数据、病历、检查结果、各项医疗服务的费用等输入大数据系统，则可以通过机器学习和挖掘分析的方法得到相似症状患者的病因和治疗方案，不仅为医生的临床决策提供了参考，而且大大提高了诊断准确率。

目前，医疗健康行业新的数字化转型趋势主要是通过医疗物联网、医疗云、医疗大数据应用等诸多信息技术，打破各医院各科室间在传统医疗模式下信息孤立的局限性，使各方得以实现有效的协调和互补。2016年，梧州便充分运用大数据技术，率先在广西开展地市级"全民健康信息平台"的规划和设计，投资4 600多万元建设了市级全民健康信息平台，通过居民电子健康卡、电子病历、居民电子健康档案等电子载体，实现全市各级各类医疗卫生机构之间的信息互联互通互认和资源共享，以期解决一直存在的医疗信息不共享、各院之间医疗数据系统不匹配等问题导致的"信息孤岛"现象，极大地提高了医疗服务质量。

在居民健康监测方面，"互联网＋医疗健康"服务新模式蓬勃发展，健康医疗大数据的推广与应用，为方便群众看病就医、监测居民健康状态以及疾病防控等提供了帮助。通过大数据技术的应用可以采集并提供居民的健康档案，包括所有的医疗信息与临床决策，并为患病居民提供更为精准的治疗方案，使得治疗过程更靠拢于精准治疗。而对于健康居民来说，大数据技术可以整合相关信息，利用数据挖掘等手段监控居民健康，通过当地各项疾病的发病率、死亡率、病因诱因等数据分析威胁居民健康的因素，进行针对性的预防以及科普宣传，如今全国各地每年出炉的居民健康大数据正是大数据技术应用的产物。

克瑞莎·泰勒在《医疗革命：大数据与分析如何改变医疗模式》一书中曾提到这么一个观点：未来，医疗行业将变为服务业，医生与个人的关系不再是医患关系，而是所有的医疗资源与每个有健康需求的个人形成的服务与被服务的关系。个人将会变成医疗行业的顾客以及消费者，所有的资源将围绕个人而打造。

克瑞莎·泰勒所说的大数据个性化医疗若是实现，必将随之产生庞大的医疗数据库存，在这海量医疗数据的背后，需要的是相应数据传输技术的发展。在4G时代，随着数据规模的持续上升，数据传输以及存储压力越来越大，鉴于4G数据传输规模与速度，其更多的是发展人与人之间的联系，如视频会议等。而在5G时代，5G除提升网速外，更是补齐了约束大数据和人工智能发展的短板，人工智能在5G环境下，足以提供更快的响应速度、更丰富的信息内容、更智能的应用模式以及更直观的用户体验，从而催生医学影像分析、健康管理以及疾病预测等新的应用场景。得益于5G高速率、低时延的特性以及大数据分析的平台能力等，物与物、人与物之间的联系得以发展成为物联网，数据终端的多样化使得大数据的获取方式更为复杂，数据类型也更为繁多。

大数据、云存储、MEC（mobile edge computing，移动边缘计算）、人工智能等技术的应用大幅提升了工作效率，也让医疗资源得到了更好的配置和利用。5G的发展将提升移动医疗的服务能力，解决医疗资源日益增加的需求问题。

可以预见的是，5G＋大数据看病是未来的趋势所在。这两种技术的挖掘正在使我们走向精准医疗与智能医疗。但是要做到真正的精准，一方面，要真正地挖掘出所有医学大数据的内涵；另一方面，要不断加强对整个医学大数据的理解，借助5G技术在物联网方面的优势增加计算机的知识储备，使其能够对相似病历进行归类，为医生临床决策提供实际的帮助。当然，现有的AI系统可能也要改进，我们看到了医疗大数据分析当中要克服的困难，但是我们更应看到它给我们带来的希望，这是一种能够全面提升医疗服务质量、为患者就诊带来翻天覆地变化的技术。

二、复杂手术简单做

1. AR/VR技术，全面查看无死角

VR技术作为近几年热度很高的一项新技术被广泛应用于各个领域，医学领域自然也是其重点应用领域之一。2015年，美国路易斯维尔大学的精神病专家首次利用VR技术来帮助患者克服恐惧症，为幽闭症患者创建一个可控的模拟环境，使患者可以克服逃避心理来面对其自身的恐惧。而且，可以利用这种技术练习应对策略。模拟的世界是私人设置的，很安全。

在美国的得克萨斯州，有一位叫达拉斯的教授创建了一个培训项目——帮助自闭症儿童学习社会技能。这个项目利用大脑成像和脑电波监测技术，通过VR技术呈现儿童常见的学习、社交、工作方面的情形，从而让他们了解社会，使他们的情感表达更容易被社会认可，帮助他们更好地融入社会。通过对参与测试的儿童进行脑部扫描，达拉斯教授发现，经过虚拟现实培训后，这些自闭症儿童对社会的理解能力有所提高。

在VR技术大火之后，AR技术也逐渐走进大众的视线。相较于VR技术取代真实世界，AR技术则是在现实空间中添加虚拟物体。资料显示，近几年，AR技术在商业医疗领域的应用较为成熟，尤其是在医疗整形、美容以及微创方面。来自美国加利福尼亚州的新创公司Illusio根据患者需求正式将AR技术应用于整形手术的术前咨询中。

AR技术不仅能够有效体现出真实世界的内容，而且能够促

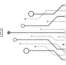

使虚拟的信息内容显示出来，这些细腻的内容相互补充和叠加。在视觉化的增强现实中，头盔显示器促使真实世界能够和电脑图形重合在一起，在重合之后可以清楚看到真实世界围绕着头盔显示器。AR技术中主要有多媒体和三维建模以及场景融合等新的技术和手段，所提供的信息内容和人类能够感知的信息内容之间存在着明显不同。

AR是追求虚拟融于现实，VR则是强调完全虚拟的环境。AR和VR都利用数字信息，但使用了不同的界面。两者追求的方向并不一致，但有很多市场需求是重叠的，存在竞争关系。比如：在教育领域，AR/VR培训（根据互联网数据中心的数据，到2023年，AR/VR培训的价值将超过80亿美元）既可以在现实中以虚拟事物进行辅助教学培训，也可以在完全虚拟化的环境中进行教学工作，这种市场重合使AR/VR企业的竞争更加激烈。而市场争夺的关键是用户体验，用户体验中最重要的首先是影像的逼真程度，其次是交互能力，最后是对环境的要求和对人体健康的影响等。

AR/VR技术已经被广泛运用于医学、军事、设计、工业、培训、交通等各大领域的项目与产品之中，其中不乏一些高科技尖端产品。在医学领域，AR/VR技术被用来构建虚拟的人体模型，从而达到模拟外科手术以及培训学习的目的。Pieper和Satara等研究者在20世纪90年代初就基于两个SGI工作站建立了一个虚拟外科手术训练器，用于腿部及腹部的外科手术模拟。如今，VR技术甚至可以被用来远程遥控外科手术，配合计算机提供的信息引导，手术的失误率将大大降低。AR技术在医学领域虽然应用门槛较高，但也在多个学科开始出现探索性的教学、科研甚至临床应用，如解剖教学、模拟手术训练、术中导航、康复训练等。我国在AR技术的临床应用研发方面也有巨大进步。例如：2017年威海市中心医院通过AR技术和3D打印技术顺利完成了一例骶尾部巨大梭形细胞瘤切除及椎体置换手术，术中患者的血管、组织、病灶部位360º呈现在医生眼前，这大大增加了手术的安全性，提高了手术的精准度。这是我国首次把AR技术与3D打印技术相结合并应用到骨科领域。在AR技术辅助的手术环境中，可视化的效果结合准确的医学图像和跟踪系统，瞄准、登记和计算整个手术的信息及数据，将会极大地降低手术风险，创造更加安全的手术环境。通过借助头戴式显示器或AR技术，医生可以更好地进行手术，有助于使患者和医生之间建立更加信赖彼此的关系，未来也必将给医学领域带来深刻的变革（图4-5）。

对于AR/VR在医学领域的运用来说，画面的分辨率与清晰度十分重要，它直接影响了医生在诊疗时运用AR/VR设备进行判断的准确性。因为医生在使用AR/VR设备时要像戴眼镜般紧贴眼睛，因此对设备的分辨率的要求会更加严格，基本的2K分辨率远远达不到医生所需要的精细效果。而5G连接和5G芯片打造的网络环境，能为AR/VR医疗设备提供超清的分辨率为4K甚至8K的画面。5G时代的来临大幅度提高了LET网络的连接速度，完美解决了AR/VR诊疗过程中存在的交互延迟、画面掉帧、不流畅等问题，并且消除了画面不清晰、不流畅造成的眩晕感。

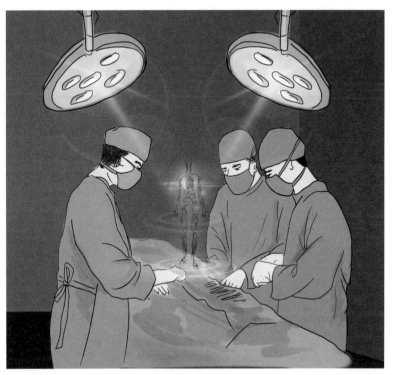

图4-5　AR技术在手术中的应用

　　未来，对于医学生及低年资医生，5G＋AR/VR教学是一种多人同步、身临其境、让学习者感受到虚实相互交融的教学方式，所以这种虚实结合的教学传播方式一定是以后医学教育领域的发展方向。未来在医学教育中，老师可以通过5G传输数据实时分析，更好地了解医学生的学习动态，将每一个医学细节展现在医学生的面前，减轻他们的学习负担并提高其学习效率。医学生也能及时反馈想法。在实践环节，医学生在AR设备的帮助下，能以不同的视角看到老师操作虚拟化的实践器材，大大提高了学习效率以及实践的安全性，减少了器材经费支出。未来，医学生可以通过5G＋AR/VR充分发挥自己的想象力，创造出更多新的医疗方法。医学生即使生病请假也可通过5G＋AR/VR进行远程互动学习，随时随地都可以学习。对于教学质量较差的医学院校以及医学不发达地区，医学教学传播工作艰巨，师资力量匮乏，5G＋AR/VR可以提供高质量教学，分享名师，共享优质教学资源，让医学不发达地区的高质量医学教育成为可能。因此，5G技术和AR/VR技术的发展会极大地改变传统教学传播模式，从而形成一个全新的多元化教学传播模式。同时，外科医生对手术过程中更多的可视性有着极高的需求。5G＋AR/VR可以帮助外科医生在最少的切口暴露下，以及对患者损害最小的前提下，用最清晰的视野来完成手术。未来，外科医生可以通过实时成像和导航系统来监测患者的健康状况。

　　VR技术与AR技术在将来会以一种交替发展的姿态前进，刚开始，VR技术可能会以一种娱乐方式大规模普及同时带动AR技术发展，AR技术后来居上，成为主流生活方式。或许这两种技术会不停地转换位置，但它们将相互支持，相互吸取与融合，最终给人们的生活带来翻天覆地的变化。AR/VR都是新时代的"王者"，都将在医学方面展现出其独特优势。AR/VR和空间计算已经在医疗保健应用领域表现出一定的潜力，配合5G有望增强医生创新、低侵入性治疗的能力，以期更好地服务患者。

2. 机器智能，"钢铁"医生竭诚为您服务

　　在科幻电影中，我们经常看到神奇的医疗机器人。这类机器人不仅可以帮助患者进行术后康复锻炼，还可以代替护士送药、送化验标本，帮助转运行动不便的患者，甚至可以为患者做手术等。如此多功能的机器人，如果真的成为现实，那将造福全人类，更是人类里程碑式的发展。近年来，人工智能高潮愈发热烈，随着科学技术的不断完善，在人类智慧以及丰富的想象力下，人工智能正在科学家手中逐步成真，并且在我们的现实生活中已经应用广泛。手术机器人诞生之初，公众就对其格外关注，商人看重它裹挟的巨大商业价值，外科医生看重它对传统手术操作系统的颠覆，而大部分医务工作者则看重它对未来医学的影响。

未来手术怎么做？由谁来做？未来为患者实施手术的，有可能是手术机器人。手术机器人是集医学、机械学、生物力学及计算机科学等多学科于一体的医疗器械产品。完整的手术机器人系统由计算机集成的手术系统与医疗机器人组成，能从视觉、听觉和触觉上为医生进行手术操作提供支持，有效提高对患者诊断评估、靶点定位和医生的精密操作、手术训练的质量，缩短患者康复周期。利用手术机器人做外科手术时，医生的双手不碰触患者。一旦切口位置被确定，装有照相机和其他外科工具的机械臂将实施切开、止血及缝合等动作，外科医生只需要坐在控制台上，观测和指导机械臂工作就行了。医生的操作通过计算机系统过滤抖动后被缩放成更精细的操作，加上视野框里放大的3D立体高清摄像，最大限度地解放了医生的双手和眼睛。英国《每日邮报》报道，2016年9月，英国牛津圣玛丽圣母教堂的助理牧师威廉·比弗就接受了一次手术机器人做的手术。70岁的他身患眼疾，视网膜表面出现一层薄膜，视线扭曲得就像从哈哈镜里看东西一样。在不损害视网膜的情况下剥除这层只有0.01mm厚的薄膜已超越了医生的极限。这时神通广大的手术机器人登场，其将一根细针穿入眼球，通过一系列操作最终成功剥除了这层薄膜。虽然发达国家在此之前已开始应用机器人做手术，但在眼球内部的操作还是前所未有的。从该事例中可窥见手术机器人的巨大潜能。

目前，手术机器人中最有名的是达芬奇手术机器人。达芬奇外科手术系统是一种高级机器人平台，其设计理念是通过使用微创的方法，实施复杂的外科手术。达芬奇手术机器人由三部分组成：外科医生控制台、床旁机械臂系统、成像系统。

达芬奇手术机器人曾完成过一例精准的外科手术。不过，接受手术的并不是患者，而是一颗葡萄。更令人惊叹的是，这颗葡萄还是装在一个玻璃瓶内。达芬奇手术机器人成功缝合了葡萄的"皮肤"，整个缝合过程的精准性让所有人叹为观止。

我国骨科和神经手术机器人主要以国产产品为主。北京天智航医疗科技股份公司联合北京积水潭医院、北京航空航天大学等单位研发出了拥有完全自主知识产权的"天玑"骨科手术机器人。"天玑"是世界上能开展全节段手术的骨科机器人，手术精度高，适应症范围及定位精度处于世界领先水平。我国在手术机器人科技领域的研发取得了一定成绩，但整体与国际领先水平相比仍有一定差距，有待进行进一步的技术攻关。相信在未来，随着我国制造业不断完善，手术机器人技术理论体系不断健全，成果转化效率不断提高，资金投入方式更加多元化，手术机器人产业将迎来发展的黄金时期。

　　机器人就是医生的工具，实现了医生经验与思想的可操作性与可复制性，而5G就是连接两者之间的桥梁。5G不仅将人与人连接了起来，而且缩短了人与物、物与物之间的距离。5G的普及将深刻地改变传统的医学模式。未来，可以通过5G的远程健康数据监测，利用专业设备，如心电仪、呼吸机、血压计等对患者的心率、血糖、血压、血氧等健康指标进行连续、实时和长时间的监测，并通过5G云端回传数据给医务人员，使医务人员及时获取患者的生命体征数据。这种场景打破了传统医疗模式，5G后台可以及时分析数据，以及预先判断危急值，并向医务工作者报告，有利于患者的病情判断。以前许多慢性、恶性疾病在发现的时候，医生已经无能为力，而在未来，在5G网络的帮助下能够真正实现"早发现，早诊断，早治疗"，避免疾病给患者家庭带来巨大的负担。在5G网络的助力下，生命科学将向掌握个人身体健康信息、监控自身健康数据的方向发展。

　　虽然手术机器人已经在外科领域崭露头角，但是手术机器人仍然离不开外科医生的操作和监控，网络速度与手术要求的不匹配，也成为潜在的风险之一。5G时代的到来，将提供超低的响应时延，为外科医生操控手术机器人提供了硬件保障。5G拥有高速率、低时延、广连接、物联深化、高安全性能等独特的网络优势，可以大幅度攻克之前4G网络条件下的各种突出问题。即使是在远端的医生也可以通过在5G网络保障下实现的监测数据实时共享、操控信号双向传输、高清音视频实时交互等功能，实时地监测患者的各项数据，了解实时场景，完成手术的远程操作，极大地方便了基层医疗机构的患者。我国的5G产业已经在蓬勃发展的阶段，但是在发展过程中仍然面临许多严峻问题。5G网络将推动智慧医疗行业朝着更快挽救生命、更均衡分配医疗资源、更及时监测患者病情的方向发展，为全国人民的健康管理推波助澜。建立广连接的5G网络是发展智慧医疗的基础。医院、医生、高校应该从患者的最真切的需求出发，推动产学研深度融合，不断探索5G技术与手术机器人结合的途径和易于推广的5G智慧医疗应用场景，让5G技术在健康医疗领域落地落实，最终惠及广大民众。

三、法律法规跟着走

1. 医疗数据会不会导致隐私泄露？

5G的应用与普及固然为信息数据领域带来了翻天覆地的改变，但是数据传输量的增加也为数据传输的安全带来了更大的风险。虽然5G技术借助信息中心网络（information-certric networking，ICN）将多媒体通信和网页服务及实时的媒体流等整合起来，以信息为中心，实现信息的查找、传递和分发等功能，解决了传统的IP所存在的问题，在一定程度上提升了数据传输的安全性，但谁也不敢说5G便是百分百的安全。那么以医疗数据为例，当医疗数据发生泄漏，公民隐私权遭受侵犯之时，该如何追责？相关法律法规又是如何规定的呢（图4-6）？

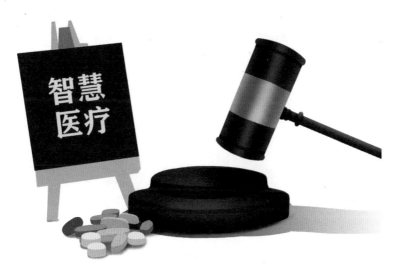

图4-6　智慧医疗中的法律责任

在健康医疗大数据获取与应用的法律责任问题上，关于健康医疗大数据的具体法律法规和操作细则目前尚不健全，虽有《国务院办公厅关于促进"互联网＋医疗健康"发展的意见》和《关于印发互联网诊疗管理办法（试行）等3个文件的通知》等多个政策性文件作为纲领指引，但具体制度的落实和推进仍待各相关主管部门颁布和实施。这一现状不可避免地导致市场在挖掘和应用健康医疗大数据的过程中陷入了"无法可依"，只能"摸着石头过河"的困境，这在一定程度上抑制了相关领域的研究以及智慧医疗市场活力的焕发。而目前健康医疗大数据应用存在的风险有：①医疗数据的隐私泄露风险；②大数据医疗的归责不确定性风险。

　　国家卫生健康委员会于2018年9月在其官网发布的《国家健康医疗大数据标准、安全和服务管理办法（试行）》中首次明确健康医疗大数据的概念，即健康医疗大数据，是指在人们疾病防治、健康管理等过程中产生的与健康医疗相关的数据；主要明确了健康医疗大数据的监管单位和责任单位，并且从标准管理、安全管理、服务管理等方面对健康医疗大数据进行规范。

　　对于医疗数据的隐私泄露风险来说，其中涉及的法律问题主要包括四个方面：

　　（1）健康医疗大数据的合法采集。在健康医疗大数据的采集获取的过程中，按照《中华人民共和国网络安全法》的规定："遵循合法、正当、必要的原则，公开收集、使用规则，明示收集、使用信息的目的、方式和范围，并经被收集者同意。"对于原始个人信息部分，"不得收集与其提供的服务无关的个人信息，不得违反法律、行政法规的规定和双方的约定收集、使用个人信息"。

但是通过医疗机构以及体检中心疾病诊治、健康检查等形成及由此衍生的各种健康医疗数据，究竟是属于患者个人还是属于相应的医疗服务单位的问题，目前各界尚存争议。这也导致上述争议涉及的健康医疗数据的获取与使用存在灰色区域，为后续健康医疗大数据的发展与应用埋下相关法律不完善的风险隐患。

对此，在健康医疗大数据的采集过程中，需要走合法、正规流程，并全方位取得健康医疗大数据相关单位和个人的有效授权，同时做好相关数据采集的法律法规约束和规范管理。

（2）健康医疗大数据的存储和保护。《国家健康医疗大数据标准、安全和服务管理办法（试行）》明确提出了要求："责任单位应当具备符合国家有关规定要求的数据存储、容灾备份和安全管理条件，加强对健康医疗大数据的存储管理。""责任单位应当按照国家网络安全等级保护制度要求，构建可信的网络安全环境，加强健康医疗大数据相关系统安全保障体系建设，提升关键信息基础设施和重要信息系统的安全防护能力，确保健康医疗大数据关键信息基础建设和核心系统安全可控。健康医疗大数据中心、相关信息系统等均应开展定级、备案、测评等工作。"

实际上，早在提出该项法案之前，法律部门已经将公民的个人信息安全放置在重要的地位，法律上将病历大数据作为病历持有人与患者的共有物，以至于可以说没有比此更为严格的对隐私保护的法律。但是考虑到健康医疗大数据的后期研发和应用首先要获得当事人的授权同意，如果不能对患者的隐私信息加以重点保护，将会失去患者的信任，故建议相关医疗单位从严落实健康医疗大数据的存储以及保护安全等级要求，对患者隐私予以重点保护。

（3）健康医疗大数据的应用。对于健康医疗大数据的应用，《中华人民共和国网络安全法》第四十二条规定："网络运营者不得泄露、篡改、毁损其收集的个人信息；未经被收集者同意，不得向他人提供个人信息。但是，经过处理无法识别特定个人且不能复原的除外。"由此可见，健康医疗大数据经合法采集并经过规范化、脱敏化处理后，可以无须经过被收集者的同意，合法对外使用，这有效减少了健康医疗大数据实践应用的法律障碍，并为健康医疗大数据的挖掘分析以及应用研发提供了有力的制度保护。《中华人民共和国网络安全法》已然为进一步挖掘分析和应用健康医疗大数据留下了大量空间，然而各医疗单位在健康医疗大数据的对外使用过程中仍应恪守各项政策规定，以免触犯法律。

（4）健康医疗大数据的境外传输。2014年5月，国家卫计委在《人口健康信息管理办法（试行）》中规定："不得将人口健康信息在境外的服务器中存储，不得托管、租赁在境外的服务器。"随着实践中跨国公司对于健康医疗大数据领域的行业结构和实际发展需求的变化，该条令已然相应拓宽。但于2017年8月发布的《信息安全技术数据出境安全评估指南（征求意见稿）》中，全国信息安全标准化技术委员会明确规定将"人口健康""食品药品"等纳入重要数据领域，对个人信息和重要数据的出境进行了限制并规定了详细评估标准。对于目前健康医疗大数据的出境，相关医疗单位应当对照《信息安全技术数据出境安全评估指南（征求意见稿）》对自身情况进行判定与初步评估，为应对接下来可能的健康医疗大数据出境评估要求做好准备。

2. 智慧医疗的责任归谁?

智慧医疗是5G技术高度发展应用的重要领域之一，其旨在借助5G技术带来的大数据及物联网优势发展智能终端，在人工智能的基础上建立起新的医疗交互模式。对于智慧医疗的归责不确定性风险，主要是医疗人工智能临床应用面临的相应法律挑战，如管床医生承担的相应责任、数据终端的责任归属等纠纷。大数据医疗服务归责，主要是指患者在接受了大数据医疗服务后出现身体异常，由谁承担主要责任的问题。这个涉及的主体主要包括大数据算法的开发商、产品化的制造商以及购买仪器的医务工作人员等。现行法律体系下对于人工智能特别是医疗人工智能的法律人格规制仍为缺位状态，人工智能的法律地位与具体规范亟待明晰。

基于5G以及大数据技术产生的医疗人工智能在诊断、治疗、看护及健康管理领域的应用呈现出逐渐扩大和深入的趋势，考虑其发展潜力以及相关医学应用前景，法律应当鼓励这种创新技术的发展。但是随着医疗人工智能在临床上的不断应用，法律责任问题以及纠纷不可避免。管床医生到底是谁? 出了医疗事故是否能让数据终端承担责任? 这一类问题不免会在患者脑海里浮现。此外，患者是否能接受在基于大数据进行的医疗服务中由于个体特殊性而产生的医疗风险也是大数据医疗服务发展中亟待解决的问题。

管床医师是谁？这取决于能否在法律上界定医疗人工智能的法律身份。在诊断、治疗、护理等环节中运用医疗人工智能时，行为主体是医疗器械还是医生尚未得到法律确认。此外，医生与医疗人工智能的准入标准并不一致，需要相关法律完善，从而对医生操作器械还是独立自主的医疗人工智能等进行相应界定。

数据终端能否承担责任？人工的诊断、治疗都难免会有失误，而5G、大数据与人工智能技术虽具有统计学意义上的准确率，但是技术自身的发展和技术应用的结果带有不确定性，可能产生无法控制或预测的风险。医疗人工智能误诊或操作失误等现象难以避免，当患者受到损害时，法律责任的追责对象究竟是人工智能本身，还是医疗机构及其人员，抑或是医疗人工智能的开发商、生产厂家，甚至是5G、人工智能及大数据等技术的技术支持方？这一问题亟待解决。

早在1972年，人们就开始尝试将人工智能应用于医疗领域，MYCIN系统研发的成功，便是一个例子。20世纪90年代，计算机辅助诊断等技术应用不断被研发出来。2015年，IBM公司研究的沃森（Watson）可以通过深度学习，为肺癌、前列腺癌等多种癌症提供诊治，这受到了全世界的关注。

2017年，国务院印发的《新一代人工智能发展规划》提出探索智慧医院建设，推广应用人工智能治疗新模式、新手段，建立快速精准的智能医疗体系等规划。国内人工智能医疗项目自此不断涌现。例如，腾讯"觅影"食管癌早期筛查系统落地于广西壮族自治区人民医院；阿里健康发布医疗人工智能系统（Doctor You），提供医疗影像检测、医生能力培训等多项服务。国内也

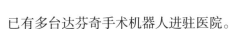

已有多台达芬奇手术机器人进驻医院。

达芬奇手术机器人已然非常出色，但是仍然存在安全风险。在2015年英国首例"达芬奇"心瓣修复手术过程中，达芬奇手术机器人的机械手臂突然失常并拍打到医生的手，甚至在手术中将患者心脏放错了位置，以至于戳穿了患者的大动脉。更为严重的是，由于是机器代替人工操作，医生无法实时感知到手术过程中患者的身体情况，无法根据临床表现及时调整手术方案。因此人工智能一旦在手术、护理、检查过程中出现硬件缺陷或程序漏洞，就很容易造成医疗事故（图4-7）。

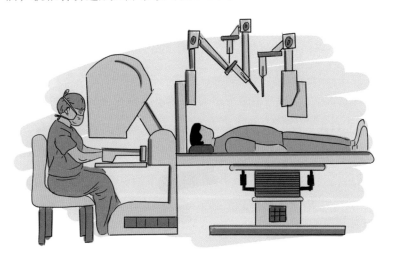

图4-7　手术机器人

Watson是认知计算系统的杰出代表，也是一个技术平台。但是Watson存在着"技术黑箱"和"自主学习"的特性，它无法解释它的决策理由、算法，即为什么会为特定的患者实行相应的治疗方案，以至于有时提出临床医生也会感到疑惑的方案。这时，医生如因采纳Watson推荐的方案而导致误诊，或者因未采纳Watson的方案而导致误诊，又该承担怎样的法律责任？这类手术人工智能的安全标准尚未得到定论，可见一旦发生医疗事故，责任主体是谁亦不明确，仍需要相关法律法规加以完善。

目前，我国相关监管部门对于利用人工智能技术进行诊断的审核非常严格，相关法律法规，如2017年国家食品药品监督管理总局出台的新版《医疗器械分类目录》也对人工智能进行了严格的分类。目前技术发展深度与高级人工智能间仍有不小差距，已成体系的大数据医疗风险防控办法中规定的大数据医疗依然仅限于浅的、轻度智能的层面，对于完全独立思考的自主式人工智能进行临床诊断与治疗的应用，法律标准和行业规范并没有得到明确。

总而言之，由于相关法律法规体系的不健全和滞后性，健康医疗大数据产业的法律体系尚未完全建立起来，各医疗单位在具体运用5G技术衍生的医疗大数据以及基于大数据的衍生物如人工智能等产品的过程中，仍需秉持着审慎从严、合理利用的原则，规范应用该体系产品。

参 考 文 献

安志萍，高志军，张云宏，等，2016．远程病案信息查询系统的构建与应用［J］．医学研究生学报，29（12）：1325–1327．

陈家和，马锦炉，张育玮，2020．互联网医疗下患者持续线上咨询和线下就诊意愿影响因素研究［J］．中国全科医学（25）：3164–3169．

崔宏恩，张超，夏炎，2019．基于可穿戴智能手环的心率性能评估研究［J］．计量装置及应用，29（6）：26–31．

杜晓明，李一明，2019．5G推动智慧医疗跨越式发展［J］．通信企业管理（10）：42–45．

葛艳丽，王志荣，杨长青，2018．当前医疗环境下提高医学生医患沟通能力的必要性及方法探索［J］．卫生职业教育，36（11）：17–18．

郭潇雅，2018．北大肿瘤上线云病历［J］．中国医院院长（17）：80–81．

贺旻，2006．加快农村和社区医疗建设解决城乡困难群众就医难［J］．民主（05）：1．

衡反修，2018．个人健康档案（PHR）正当时［J］．科技新时代（05）：24，16．

黄粟，2016．四川移动打造"互联网＋医疗"线上线下解决看病难［J］．通信与信息技术（03）：49．

李军怀，周明全，耿国华，2002．远程医疗的国内外现状及展望［J］. 国际生物医学工程杂志（05）：193-195，202.

李晓东，林晓怡，陈俊健，2019. 线上线下综合医疗健康服务平台设计及实现［J］. 科技与创新（10）：25-27.

刘翔，朱士俊，李信春，2004. 我国远程医疗发展现状、难点和对策分析［J］. 中国医院，8（6）：8-11.

刘鑫，2006. 护患沟通障碍引发医疗纠纷的法律分析［J］. 中国护理管理（07）：19-20.

罗建平，2006. 在乡优抚对象身心健康状况及就医问题分析［C］//中国社会工作协会康复医学工作委员会. 2006年度全国第九次精神病学术会议记文汇编. 北京：199-200.

牟岚，金新政，2012. 远程医疗发展现状综述［J］. 卫生软科学，26（06）：506-509.

施旭健，2019. 换个角度看5G：不谈技术，谈谈需求［J］. 大数据时代（10）：40-47.

孙秀伟，阎丽，李彦锋，2007. 虚拟拟现实技术（VR）在医疗中的应用展望［J］. 医疗保健器具（5）：17-20.

唐超，2017. 当VR技术遇上医疗［J］. 中国医院院长（2）：86-86.

田新，2006. 努力解决群众就医困难构建和谐医患关系［J］. 中国医院（11）：72-73.

王建平，汤哲，孙菲，等，2012. 北京市老年人就医难相关因素分析［J］. 中国医院，16（12）：26-28.

温春晖，2018. 线上线下结合、管理服务并存——嘉隆物业的智慧医疗服务［J］. 城市开发（05）：72-73.

温君，2018．加强医患沟通，改善医患关系［J］．世界最新医学信息文摘，18（49）：196．

吴建雄，2016．一种远程医疗健康咨询及管理的平台：CN106096280A［P］．2016-11-09．

武霖，刘桂云，2019．医护人员如何做好与医疗救助者之间的有效沟通［J］．经济师（08）：273．

武琼，陈敏，2013．智慧医疗的体系架构及关键技术［J］．中国数字医学，8（08）：98-100．

谢俊祥，张琳，2016．漫谈智慧医疗发展［J］．中国医疗器械信息，22（11）：11-16．

杨冰磊，杨晓丹，徐玲玲，等，2018．基于微信的家用健康管理系统［J］．物联网技术，8（04）：49-50，53．

杨辉，薛淞，顾广励，等，2017．基于医疗大数据平台的相似病历检索系统［J］．东南国防医药，19（02）：210-212．

赵洁，2019．智慧医疗的应用与建设策略［J］．电子技术与软件工程（22）：256-257．

赵亦俊，张涛，2015．智能穿戴在健康领域发展的现况分析［J］．中国卫生信息管理杂志（4）：354-358．

钟其炎，2019．我国个人电子健康档案隐私保护现状调查与分析——基于普通公众的视角［J］．档案学研究（06）：66-71．

周登峰，贺祯，邵壮超，等，2016．网络医疗设计现状与发展［J］．解放军医院管理杂志，23（02）：192-194．

周伟，董青，周作律，等，2015．基于智能终端设备的健康管理信息平台架构设计［J］. 中国卫生信息管理杂志，12（1）：49-54.

周昀，李为民，2019. 5G时代医疗服务模式变革趋势探讨［J］.华西医学（12）：1-4.

PANTELOPOULOS A，BOURBAKIS N G，2010. A Survey on Wearable Sensor-Based Systems for Health Monitoring and Prognosis［J］. IEEE Transactions on Systems Man & Cybernetics Part C，40（1）：1-12.

5G是一场技术的革命性飞跃，为万物互联提供了重要的技术支撑，将带来移动互联网、产业互联网的繁荣，为众多行业提供前所未有的机遇，有望引发整个社会的深刻变革。什么是5G呢？5G将如何赋能各个行业，并促进新一轮的产业革命？这些都可以从"5G的世界"这套丛书中寻找到答案。本套丛书首期包括5个分册。

　　《5G的世界　万物互联》分册由华南理工大学广东省毫米波与太赫兹重点实验室主任薛泉主编，主要阐述移动通信技术迭代发展的历史、前四代移动通信技术的特点和局限性、5G的技术特点及其可能的行业应用前景，以及5G之后移动通信技术的发展趋势等。阅读此分册，读者可以领略一幅编者精心描摹的有关5G的前世今生及未来应用图景。

　　《5G的世界　智能制造》分册由广州汽车集团股份有限公司汽车工程研究院的郭继舜博士主编，主要介绍工业革命的发展历程、5G给制造业带来的契机、5G助力智能制造的升级，以及基于5G的智能化生产应用等。在这一分册里，读者可以了解5G+智能制造为传统制造业转型带来的机遇，体会制造创新将会给社会带来一场怎样的革命。

　　《5G的世界　智慧医疗》分册由南方医科大学黄文华、林海滨主编，主要聚焦5G与医疗融合的效应，内容包括智慧医疗与传统医疗相比所具备的优势、5G如何促进智慧医疗发展，以及融入5G的智慧医疗终端和新型医疗应用等。从字里行间，读者可以全面了解5G技术在医疗行业中的巨大应用潜力，切身感受科技进步为人类健康带来的福祉。

《5G的世界 智慧交通》分册由广州瀚信通信科技股份有限公司徐志强主编，主要阐述智慧交通的发展历程、智慧交通中所运用的5G关键技术和架构，以及基于5G的智慧交通应用实例等。阅读此分册，读者可以充分了解5G技术将引领的未来交通智能化的发展趋势。

《5G的世界 智能家居》分册由创维集团有限公司吴伟主编，主要阐述智能家居的演进、5G助力家居生活智能化发展的关键技术，以及基于5G技术的智能家居创新产品等。家居与我们的日常生活息息相关，阅读这一分册，读者可以零距离感受5G和智能家居的融合为我们的生活带来的便捷与舒适。对于高科技创造出来的美好生活，读者可以在这里一窥究竟。

最后，特别鸣谢国家科技部重点研发计划项目"兼容C波段的毫米波一体化射频前端系统关键技术（2018YFB1802000）"、广东省科技厅重大科技专项"5G毫米波宽带高效率芯片及相控阵系统研究（2018B010115001）"、中国工程科技发展战略广东研究院战略咨询项目"广东新一代信息技术发展战略研究（201816611292）"等项目对本套丛书的资助。

5G以前所未有的速度和力度带来技术的变革、行业的升级、社会的巨变，也带来极大的挑战，让我们在5G的浪潮中御风而行吧。

2020年7月